U0879146

国家"十一五"重点图书

中华民族立体营养支持科普系列丛书

糖尿病人的营养保健与药膳调养

主　编　李　勇

副主编　朱翠凤

编　委　（按姓氏笔画排序）

叶　秦　深圳市发展和改革局

朱翠凤　北京大学深圳医院

李　勇　北京大学医学部

张　帆　北京大学深圳医院

赵　明　北京大学医学部

彭宏斌　北京大学医学部

程　志　中国医师协会营养医师专业委员会

北京大学医学出版社

图书在版编目（CIP）数据

糖尿病人的营养保健与药膳调养/李勇主编. —北京：北京大学医学出版社，2008.1

（中华民族立体营养支持科普系列丛书）

ISBN 978-7-81116-453-4

Ⅰ. 糖… Ⅱ. 李… Ⅲ. 糖尿病—食物疗法 Ⅳ. R247.1

中国版本图书馆 CIP 数据核字（2008）第 006158 号

糖尿病人的营养保健与药膳调养

主　　编：李　勇
出版发行：北京大学医学出版社（电话：010-82802230）
地　　址：（100083）北京市海淀区学院路 38 号 北京大学医学部院内
网　　址：http：//www. pumpress. com. cn
E - mail：booksale@bjmu. edu. cn
印　　刷：北京东方圣雅印刷有限公司
经　　销：新华书店
责任编辑：韩忠刚　　**责任校对：**杜悦　　**责任印制：**张京生
开　　本：880mm×1230mm 1/32　**印张：**8.5　**插页：**3　**字数：**152 千字
版　　次：2008 年 3 月第 1 版　2012 年 5 月第 8 次印刷
书　　号：ISBN 978-7-81116-453-4
定　　价：19.00 元

主编简介

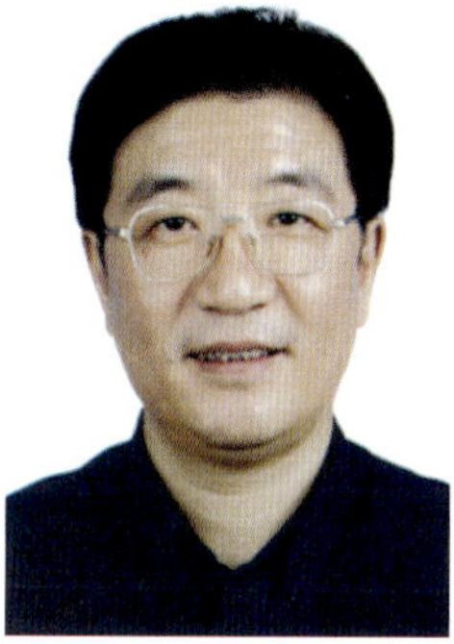

李勇 男，教授/博士生导师，50岁，山东烟台人，1983毕业于新疆医学院，获医学学士学位，1988毕业于华西医科大学公共卫生学院，获硕士学位，1995毕业于华西医科大学公共卫生学院，获博士学位，1995－1997年上海医科大学预防医学专业博士后。2001年被评为国家教育部跨世纪优秀人才。已指导毕业博士生15名、硕士生13名，出站博士后研究人员4名；目前正指导博士生16名、硕士生2名和博士后1名。长期从事营养与食品卫生学（例如：营养与疾病、膳食配方研究、人群营养状况研究等）、发育分子生物学、分子和食品毒理学、畸胎学和优生学等方面的研究，先后承担和主研：国家“973”项目2项，国家“863”高科技项目2项，国家“十五”攻关项目1项，国家“十一五”支撑项目2项，国家自然科学基金重点项目2项，国家自然科学基金面上项目8项，北京市自然科学基金项目4项，国际合作项目5项，教育部高等学校博士学科点专项科研基金项目3项，其他部、省级项目和校

"985" 项目 11 项及其他横向项目（例如：保健食品研发、基因诊断试剂盒等）多项。近年来发表论文 200 余篇，其中 SCI 收录论文 40 余篇。学术论文多次在国际、国内学术会议大会交流。

近年的专著、译著有：《肽营养学》（2007 年）主编；《营养与食品卫生学》（2005 年）主编；《营养与食品卫生学实习指导》（2007 年）主编；《欧洲食物安全：食物和膳食中化学物的危险性评估》（2005 年）主译；《高级营养学》（2004 年）主编；《发育毒理学研究方法和技术》（2000 年）主编；《临床营养学》（2004 年）副主编。参编《营养与疾病》（2004 年）；《营养与食品卫生学》（2003 年、2007 年）；《医学营养学》（2003 年）；《社区营养学》（2006 年）；《中国营养科学全书》（2004 年）；参译《毒理学——毒物的基础科学》第六版（2005 年）和《国际公共卫生》（2007 年）等。

近年来获奖等情况：作为负责人已获得省部级科技进步奖 7 项。此外，近年来还克隆 10 条全长新基因，均为美国 Genebank 收录（收录号分别为：AF498103、AF520568、AF520569、AF520570、AF525300、AF526533、AF525925、AF527781、AF548365、AY152391）。

现任职务：

1. 北京大学公共卫生学院营养与食品卫生学系**主任**
2. 北京大学公共卫生学院分子毒理和发育分子生

物学实验室**主任**

3. 中国科协七届**委员**
4. 中国环境诱变剂学会**秘书长 （法人代表）**
5. 北京市营养学会**理事长 （法人代表）**
6. 中国营养学会**理事**
7. 中国食品科学技术学会**常务理事**
8. 中国优生优育协会**常务理事**
9. 中国毒理学会**理事**
10. 中国食品科学技术学会营养支持专业委员会**主任委员**
11. 中国优生优育协会医药工作专业委员会**主任委员**
12. 中国环境诱变剂学会膳食与疾病专业委员会**主任委员**
13. 中国毒理学会食品毒理专业委员会**秘书长**
14. 中国环境诱变剂学会致畸专业委员会**副主任委员**
15. 中华预防医学会环境卫生专业委员会**委员**
16. 中国食品科技学会**常务理事**
17. 《癌变·畸变·突变》杂志**副主编**
18. 《卫生研究》、《食品科学》等多家杂志**常务编委或编委**
19. 国家食品药品监督管理局**核心专家**
20. 国家食品药品监督管理局保健食品**审评专家**
21. 国家卫生部健康相关产品**审评专家**

22. 中国儿童少年基金会专家委员会**委员**
23. 国家医学考试中心专家组**委员**
24. 北京市科协**代表**

副主编简介

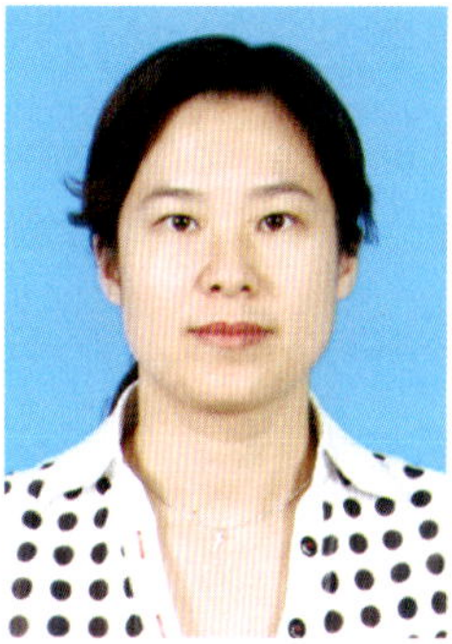

朱翠凤 女，37岁，北京大学深圳医院营养科主任；副主任医师，硕士研究生导师，北京大学医学博士（营养与食品卫生学专业）。

社会任职：

中国医师协会营养医师专业委员会常委

中国食品科学技术学会营养支持专业委员会常务理事

广东省营养学会临床营养专业委员会委员

深圳市营养学会理事兼秘书长

深圳市保健品行业协会理事

深圳市健康教育研究所健康教育讲师团首席专家

深圳市食品药品监督管理局保健品监督管理特聘专家

工作经历：

从事内分泌、营养学的临床、教学和科研工作10

多年。现主要从事婴幼儿童、青少年、孕产妇、老年人及各类特殊职业人群等健康或亚健康人群的营养保健；以及心脑血管疾病、肥胖症、糖尿病、高尿酸血症、恶性肿瘤等疾病人群的营养保健和临床营养治疗以及相应的科研、教学工作。主持和参与了国家自然科学基金、中国疾病预防控制中心达能营养基金、广东省科委基金和深圳市科委基金 8 项。获得省部级科技进步奖 2 项。以第一作者身份在国家级杂志上发表了论著 20 多篇。学术论文多次在国际、国内学术会议大会交流。

总　序

一个民族的营养状况从微观讲影响着国民的体质和智能程度，从宏观讲影响着整个民族的竞争力与创造力，以及社会的文明进步和经济发展，正如法国一位著名学者曾经说过的：“一个民族的命运要看她吃的是什么和怎么吃”。我们炎黄子孙自古就注重营养，这也是中华民族的文明标志之一。中国人在膳食结构上非常强调平衡、提倡含不同营养成分的食物之间的互补，成为世界上保持食物的生物来源多样化最丰富的国家。然而随着改革开放、经济的腾飞，中国人民生活水平不断提高，居民膳食结构在原有基础上也发生了巨大变化。过去物资短缺、食物单调，想吃的东西买不到，现在商品琳琅满目，许多人却不知道该如何选择、应当怎么吃了。另一方面，随着人们生活节奏的加快、饮食结构的“西化”，“文明病”或“生活方式病”泛滥，造成目前我国国民的整体营养状况是营养不良和营养过剩同在，贫困病和富裕文明病并存。在这种情况下，科学的、合理的营养对于中华民族就显得格外重要。

随着国民健康意识的不断增长，人们对于营养学知识的需求也不断增加，然而随之而来的是一些科学性不强、应用性欠考虑的营养学书籍匆忙上阵，给读者造成误导甚至健康危害。作为长期从事营养与健康研究的我们认为，中国人民迫切需要一套系统而实用的营养与健康指导丛书，使国人能够有据可循地合理安排膳食和运动，促进自身的营养水平和心理卫生，进而增进健康，预防“文明病”和“贫困病”的发生。

我们首次提出“立体营养支持”的概念，并非刻意制造噱头，而是把每个中国人看成相对独立的个体，有针对性、因人而异地进行生理、心理、保健，营养、膳食、运动等与疾病预防和治疗的全面指导，而不是地毯式地泛化营养理论介绍。科学、实用以及通俗易懂是我们编著本套丛书的首要指导原则，我们希望通过对本套丛书的阅读，能使读者更好地结合自身情况，科学选择适合自己的膳食营养模式和运动方式，调试健康心态，走出营养误区，达到自己“管理”自己健康的目的。

中华民族立体营养支持科普系列丛书被评为国家“十一五”重点图书，参编人员均是具有多年相关领域工作经验的专家学者，他们将中国百姓关心的营养与健康问题结合自身的研究经验和成果进行解答和分析，并为百姓健康提供有益的指导。本套丛书的内容主要包括：各种重要营养素（如矿物质、维生素）与健康的关系，核酸与基因营养，不同年龄段人群的特殊营养需求和营养支持，主要“文明病”（如糖尿病、肥胖、高脂血症、慢性疲劳综合征）的膳食营养因素及非药物疗法，心理行为营养与健康，运动营养与健康，膳食美容与延缓衰老，循证医学解读营养与食品的误区，特殊病理条件（如肿瘤、艾滋病）下的营养指导，以及传统医学药食同源对于健康的指导作用等。

吃饭是再也平常不过的事，然而人类通过漫长的历程才从“吃饱求生存”发展到懂得“吃好求健康”。我们衷心希望本套丛书能够对中国国民的营养状况和健康维护起到科学的指导作用。

衷心感谢中华人民共和国卫生部王陇德原副部长、北京大学常务副校长柯杨教授、北京大学医学出版社陆银道社长一年多来在本丛书的策划、出版等方面给予的巨大支持；同时向参与本丛书编写、校对的专家、教授、博士和编辑们表示衷心的感谢！

北京大学公共卫生学院
营养与食品卫生学系　　李　勇

2008年2月

序一

国民营养与健康状况是反映一个国家经济与社会发展、卫生保健水平和人口素质的重要指标。良好的营养和健康状况既是社会经济发展的基础，也是社会经济发展的目标。居民的营养健康直接关系着小康社会的发展和经济的腾飞，而经济的发展也影响着居民的生活质量，两者相辅相成。只有有了健康的民族，才会有富强的国家；只有拥有健康的身体，才能享受小康社会的美好生活。

新中国已经成立50余年，改革开放也已经历时20余年，虽然我国城乡居民的膳食、营养状况较以前有了明显改善，但是仍然有不少的居民承受着营养缺乏病的危害。钙、铁、维生素A等微量营养素缺乏是我国城乡居民普遍存在的问题，妇女、儿童、青少年尤其是受营养不良因素影响健康的高危人群。另一方面，随着我国经济和社会的高速发展，慢性非传染性疾病对民众健康的影响，已超过发达国家曾经面临的重大社会问题与经济威胁。从整个趋势来看，降低我国民众慢性病的发病率和死亡率已经成为亟待解决的重要卫生问题。

要改善中华民族的营养状况，提高健康水平，需要我们广泛地传播科学营养膳食知识，指导群众养成合理、科学的饮食习惯，提高健康意识；需要相关部门、单位长期共同的努力。营养科普书籍是传播健康知识的窗口，科学、客观和实用性是科普书籍的精髓。《中华民族立体营养支持科普系列丛书》从可能影响健康的诸多角度出发，全方位向国民介绍了合理营养、养生保健、防病或延缓疾病发展的科学方法，具有很强的科学性、可读性和实用性。故欣然作序，以示祝贺！

中华人民共和国卫生部原副部长
中华预防医学会会长
北京大学公共卫生学院院长

2008年2月

序二

《九十年代中国食物结构改革与发展纲要》颁布以来，我国国民经济持续发展，农业和农村经济发展进入了新阶段，实现了农产品供给由长期短缺到总量基本平衡、丰年有余的历史性转变，人民生活水平不断提高，推动了食物需求持续增长，全民营养状况得到了较好的改善。社会主义市场经济体制的逐步建立，为食物发展创造了良好的外部环境。科技进步已经渗透到食物发展的各个环节，加速了传统食物的改造，拓宽了食物发展的空间。我国食物与营养研究进入了一个新的发展阶段。

目前我国食物与营养发展面临的形势一是居民生活水平的不断提高，对食物多样化、优质化需求明显增加。二是居民食物消费正处于由小康向更加富裕转型的时期，急需加强对居民食物与营养的指导工作，促进居民形成良好的饮食习惯。否则，既会造成资源浪费，也可能会影响一代甚至几代人身体素质的提高。三是世界经济和现代科技的发展，使国际食物与营养产业呈加速发展趋势，必须加快我国食物与营养工作，以跟上世界发展步伐。因而我国食物与营养工作面临着十分艰巨的任务。

在所有的环境因素中，食物是我们每天都主动大量摄入、通过粘膜密切接触并吸收的。我始终认为，人与环境的关系，除了空气，最密切、最具普遍意义的就是人与食物的关系。因此也是我们能主动地通过选择与控制产生预防疾病效果的。已有大量事实证明饮食结构影响健康状态。中国有句古话，“病从口入”。现在看来古人的话千真万确。让广大人民群众了解饮食的作用是一项推广健康生活方式，普及防病知识的重要工作。

我特别高兴地看到北京大学的医学营养学教授自觉地视科普工作为己任。《中华民族立体营养支持科普系列丛书》从中国人常见的营养问题和营养误区出发，多角度、全方位介绍营养保健，饮食养生和常见生活方式病的预防方法，具有很强的科学性和实用性，丛书文字通俗易懂，适合广大居民阅读。

北京大学常务副校长
医学部常务副主任　柯杨

2008年2月

前　言

随着人口老龄化、环境污染、遗传以及生活方式的改变，我国的疾病谱、死因谱都发生了巨大的变化。急慢性传染病、寄生虫病还未能得到有效控制，糖尿病、高血压、心脑血管疾病等慢性非传染性疾病又在严重地威胁着广大人民的健康，也已经成为当今社会重要的公共卫生问题。

近年来，糖尿病患病率在我国呈逐年上升趋势，糖尿病及其并发症已成为除肿瘤和心脑血管病外，严重威胁中国人民健康的重要疾病之一。据全国流行病学调查显示，目前我国糖尿病患者约 4000 多万人，90％以上是由于生活方式和饮食结构不当引起的，而且通常是一旦得了就得终身进行治疗。病痛、伤残、死亡和昂贵的医疗费用不仅严重影响着病人的生活质量，而且给其家庭带来不堪重负的社会和经济负担。有调查分析，美国糖尿病病人的一年直接医疗费用高达 441 亿美元，因其致残和死亡造成的间接费用为 540 亿美元，两者相加近千亿美元。据初步估计，我国糖尿病患者每年造成的医疗费用开支高达 1700 多亿元人民币，巨额开支给国家经济和个人家庭生活都带来沉重负担。而专家预测在未来50年内糖尿病仍将是中国严重的公共卫生问题之一。

造成糖尿病等慢性病患病率迅速上升的主要因素是人们生活水平提高后，饮食结构发生了很大的变化，而相关健康知识的普及工作却相对滞后；对科学、合理膳食的重要性认识不足，对不合理的饮食结构造成的健康危害知之甚少；对血糖水平的监测意识不足，许多糖尿病人甚至从来没有检查过自己的血糖水平，更不可能在早期采取有效的控制措施。事实上，健康合理的饮食结构无论在糖尿病的预防还是治疗过程中，都占有十分重要的地位。因此，及早预防、及早发现、及早注意控制血糖和及早接受治疗是防治糖尿病及其并发症的最有效办法。

本书的编写人员都是多年来在北京大学、北京大学深圳医院等单位从事营养与食品卫生学、临床营养学、内分泌学、食品生物学等专业工作的专家和教授。本书的特点主要体现在其通俗性、科普性和系统性几个方面。用图文并茂的表达方式简单而又系统地介绍了糖尿病的相关知识，糖尿病及其并发症的发病机制，糖尿病人饮食治疗过程中的常见问题，糖尿病的药物治疗、中医药膳调养、西医饮食保健等理念，还介绍了糖尿病的运动疗法和不同糖尿病人群的饮食生活保健和护理要点。全书既有科普书通俗易懂、图文并茂的特点，又有中西医结合药膳治疗的保健知识理论的普及，可读性比较强。同时，还有一些图表可提供常见食物营养素的检索，在实践中应用很是方便。

对糖尿病防治方法的探讨将是一个不断扬弃的过程，仅以此书作为一块“拓石”，期望可不断引来“他山之玉”。本书也借鉴了许多前人的宝贵知识，在此，一并表示衷心的感谢！读完此书，如果读者有任何问题，或者有关于糖尿病营养治疗的新信息或心得体会需要与我们联系，可写信或发送 E-mail：cf-zhu@263.net与我们联系。由于编者水平有限，在内容和文字方面可能存在诸多不足之处，衷心欢迎大家批评指正。

编　者

2007 年 12 月

目　录

第一章　糖尿病人应该了解的常识

第一节　血糖小常识

一、什么是“血糖”？

血液中的糖称为血糖，绝大多数情况下都是葡萄糖。体内各组织细胞活动所需的能量大部分来自葡萄糖，所以血糖必须保持一定的水平才能维持体内各器官和组织的需要。正常人在清晨空腹血糖浓度为3.9～6.1mmol/L（70～110mg/dl）。空腹血糖浓度超过7.0mmol/L（126 mg/dl）称为高血糖。血糖浓度超过8.9～9.9 mmol/L（160～178.2mg/dl），就有一部分葡萄糖随尿排出，这就是糖尿。一般人群血糖浓度低于2.8mmol/L（50mg/dl）称为低血糖；而糖尿病患者血糖浓度低于3.9mmol/L（70mg/dl）就可诊断为低血糖。低血糖时，脑组织首先出现反应，表现为头晕、心悸、出冷汗以及饥饿感等。如果血糖持续下降到低于2.5 mmol/L（45mg/dl），就可发生低血糖昏迷。

糖分是我们身体必不可少的营养之一。人们摄入谷物、蔬菜水果等，消化吸收后先转化为单糖（如葡萄糖等）进入血液，运送到全身细胞，作为能量的来源。如果一时消耗不了，则转化为糖原储存在肝脏和肌肉中，肝脏可储糖70～120克，约占肝重的6%～10%。肌肉细胞可储存的肝糖原是有限的，如果摄入糖分过多，多余的糖即会转变为脂肪储存起来。

一般情况下，当摄取的食物消化完毕，储存的肝糖原成为血糖的主要来源，以维持血糖的正常浓度。剧烈运动时，或长时间没有补充食物使机体处于饥饿状态时，肝糖原会很快消耗完，此时细胞将分解贮存的脂肪或肌体蛋白质来供应能量。

正常情况下，血糖浓度在一天之中处于轻度波动状态，一般来说餐前血糖略低，餐后血糖略高。正常人的血糖浓度空腹波动在3.9～6.1mmol/L（70～110mg/dl）。餐后2小时血糖略高，但应该小于7.8 mmol/L（<140mg/dl）。因为正常人血糖的产生和利用处于动态平衡之中，故可维持血糖处于相对稳定，既不过高，也不过低。

人类的大脑和神经细胞的运动必须由糖来直接供给能量，而不是脂肪或蛋白质。实验表明当血糖为5.0～5.3 mmol/L（90～95 mg/dl）时才能够维持身体的正常活动；在3.9 mmol/L（70 mg/dl）上下，人将会感到饥饿、倦怠、疲乏；到3.6 mmol/L（65 mg/dl）时，就会饥肠辘辘；如果不采取措施提升血

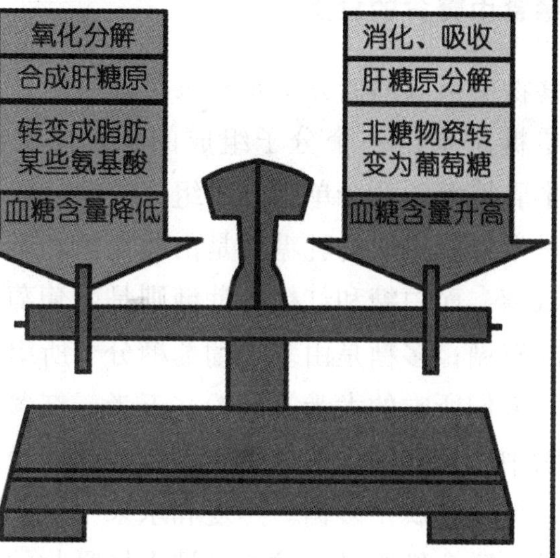

血糖平衡示意图

糖水平，任由血糖继续降低，将会出现晕眩、虚弱、心率紊乱、两腿发软甚至呕吐等现象，即所谓的低血糖症。

胰腺β细胞分泌的胰岛素是人体内唯一可降低血糖的激素。如果机体长期摄入过多的糖分，胰腺因大量分泌胰岛素而疲劳，将诱发胰腺功能衰退，出现胰岛素分泌不足或因发生胰岛素抵抗而导致胰岛素分泌相对不足，从而使血糖水平持续升高，形成高血糖。如果放任高血糖的发展就会导致糖尿病的发生。

二、膳食中糖分的分类

食物中摄取的糖分主要有三类：单糖、双糖和多糖。单糖是指由一个分子组成的糖，像果糖、葡萄糖、半乳糖等；两个单糖分子组成的糖是双糖，如我们通过牛奶所摄取的乳糖就是由葡萄糖和半乳糖所组成的双糖，而白糖和红糖等蔗糖则是由葡萄糖、果糖组成的双糖；多糖是由多个葡萄糖分子所组成的一类糖分，人们所吃的大米、面粉、玉米、红薯、马铃薯等食物中所含有的淀粉都属于多糖。除淀粉外，膳食纤维、糖原亦属于多糖。燕麦和水果中含有丰富的膳食纤维，膳食纤维是一种不易被人体吸收的多糖，能延缓人体对其他糖分的吸收和利用，因此摄取膳食纤维不但不会升高血糖，相反还能改善饭后血糖水平。糖原与其他糖分不同，它是经人体自身合成的一种多糖。人体肝脏将食物中的葡萄糖吸收、聚合后，即会

常见的双糖

双糖	糖的组成	键联方式	来源
蔗糖	葡萄糖、果糖	α，1→2 β，2→1	甘蔗、甜菜等
麦芽糖	葡萄糖、葡萄糖	α，1→4	淀粉酶水解淀粉产物
纤维二糖	葡萄糖、葡萄糖	β，1→4	纤维素水解产物
异麦芽糖	葡萄糖、葡萄糖	α，1→6	肝糖或支链淀粉水解产物
龙胆二糖	葡萄糖、葡萄糖	β，1→6	植物糖苷、苦杏仁苷
海藻糖	葡萄糖、葡萄糖	α，1→1	昆虫血色素、蘑菇

形成糖原，糖原作为一种能量贮存形式，可在人体需要能量时很快分解为葡萄糖来升高血糖。

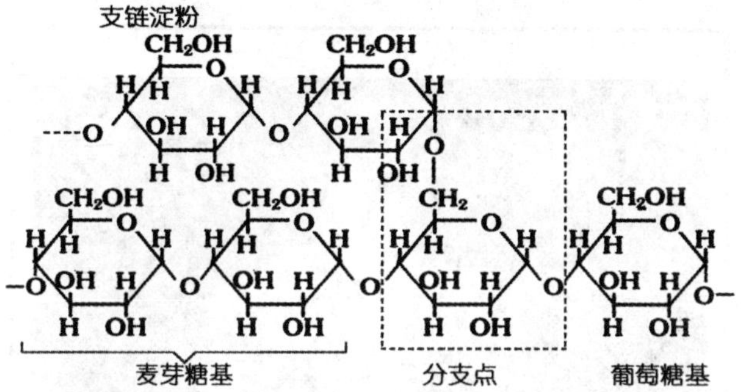

多糖示意图

三、胰岛素与血糖调节

糖尿病的发生、发展与人体胰腺分泌胰岛素的功能有着极为密切的关系。胰腺是人体的一个重要的消化腺，胰腺中大量的细胞群即为胰岛。其中，胰岛α细胞合成、分泌的是胰高血糖素，发挥升高血糖的作用；胰岛β细胞合成、分泌的则为胰岛素，为人体内唯一的可以降低血糖的激素。

健康人体时刻都在分泌胰岛素，但一般状态下，人体分泌胰岛素的数量都比较少，称为基础胰岛素分泌。当人体进食后，胰岛素的分泌量会明显增加，甚至可增加至基础胰岛素分泌量的5～10倍。但这个过程比较短暂，正常人一般在10分钟后，胰岛素的分泌便会趋于正常。

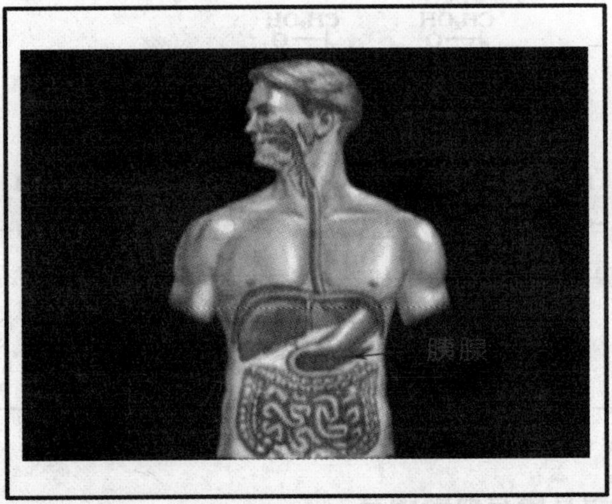

胰岛素的分泌量不仅仅是在进食结束后才迅速增加，其实在整个进食过程中，已经开始逐渐增加。饭后胰岛素分泌量增加，正是人体保持血糖水平稳定的关键因素，任何人在进食后，血糖都会有所增加，但此时如果有足量的胰岛素分泌，就可有效而迅速地降低升高的血糖，从而使人体血糖水平保持在正常范围之内。

四、影响血糖水平的因素

人体血液中的葡萄糖含量总是处于变化之中。但是血糖的变化，主要取决于饮食，另外还可能受激素、药物等因素的影响。

1. 饮食因素　饮食中糖分的摄取量和种类，会直接影响人体血液中葡萄糖含量。无论是单糖、双糖还是淀粉类多糖，进入人体后都会转化形成葡萄糖，这就是为什么机体进食后血糖水平升高的原因。此外，食物中的蛋白质和脂肪也可在体内经过肝脏的作用转化为葡萄糖或糖原，从而影响人体的血糖水平。

2. 激素因素　人体内除了胰岛素可影响血糖水平以外（唯一的降血糖激素），胰高血糖素、肾上腺素、生长激素、儿茶酚胺等应激性激素增多，都是造成血糖升高的重要原因。除了这些应激性激素外，一些肠胃激素也可影响血糖水平，如促胰液素、促胃液素、胆囊收缩素、抑胃肽激素等。

3. 药物因素　可能影响血糖水平的药物，主要有糖皮质激素类药物和胰高血糖素。这两类药物，都有一定的助长血糖升高的作用，使用时一定要加强对血糖水平的监测。噻嗪类利尿药、交感神经兴奋剂、口服甲状腺素制剂、雌激素、口服避孕药、烟酸类降脂药、苯妥英钠等，都是可能造成血糖升高的药物。使用这些药物时要强调血糖水平的监测。另外，阿司匹林、保泰松、磺胺、土霉素、丙磺舒等药物对血糖水平也有一定影响，可起到降低血糖的作用。

4. 其他因素　人体血糖水平的变化，还与各个生理期有关，如发育期、青春期、月经期、妊娠期等。此外，遗传因素和一些内分泌疾病的发生，也会对人体血糖水平造成一定影响。

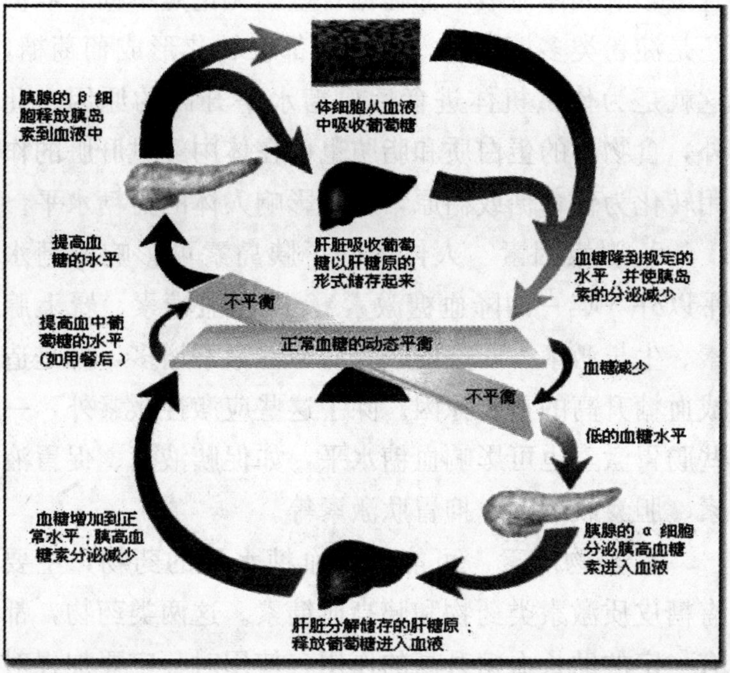

五、血糖的来源和去路

血糖在被利用和转化之前，有三个来源途径。第一、血糖最主要的来源是经膳食摄取的糖类、蛋白质和脂肪，糖类是血糖的最主要来源，它们被消化吸收后进入血液转化为葡萄糖；第二、蛋白质、脂肪在机体内经过消化、分解后所形成的甘油、乳酸、氨基酸等，可通过糖异生作用转化为葡萄糖；第三、人体自身所储存的肝糖原和肌糖原。分别储存在肝脏和肌肉中的肝糖原和肌糖原，在某些情况下，会分解和转化为葡萄糖进入血液，并用于人体在特殊时候对葡萄糖的需要。

血糖形成后，它的代谢和利用（血糖的去路）主要有3种途径。

1. 释放能量　血液中的大部分葡萄糖在经过有氧氧化后，会分解为二氧化碳和水，并释放出大量的热量供人体所需。特别是在人体剧烈运动或患有某些疾病的情况下，身体会出现缺氧状态且急需大量的能量，此时葡萄糖会被无氧酵解而产生出乳酸和能量，并作为人体应急之用。

2. 储备糖原　对于暂时不需要的葡萄糖，人体会自动将其合成为肝糖原和肌糖原并储备起来，在人体急需的时候，这些糖原会再分解为葡萄糖用以人体所需。

3. 转化为非糖物质　经过上述三个转化途径后，人体剩余的葡萄糖可转化为脂肪、氨基酸等非糖物质，且特别容易转化为甘油三酯，摄取的糖分越多，转化为甘油三酯的量就越多，因而许多高血糖患者极易并发高甘油三酯血症。

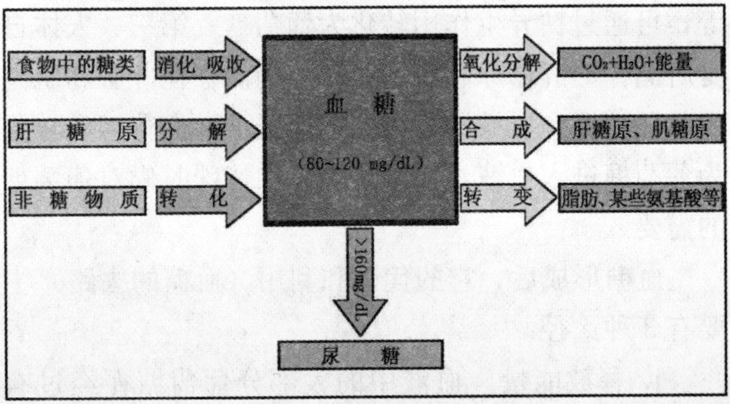
食物中的糖类
消化 吸收
肝 糖 原
分 解
非 糖 物 质
转 化
血 糖
(80~120 mg/dL)
氧化分解
CO₂+H₂O+能量
合 成
肝糖原、肌糖原
转 变
脂肪、某些氨基酸等
>160mg/dL
尿 糖

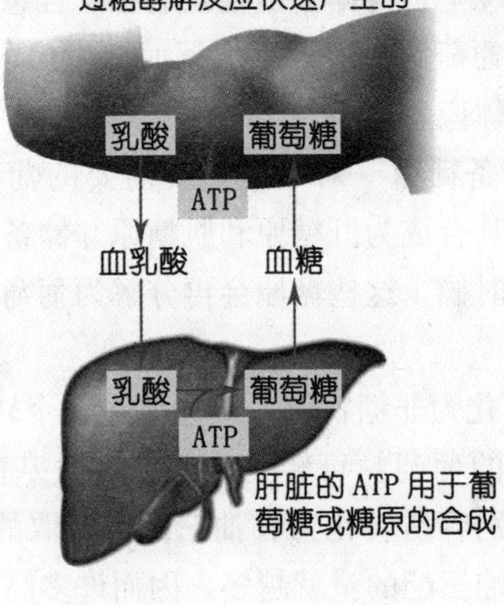
肌肉收缩所需的ATP是通过糖酵解反应快速产生的
乳酸
葡萄糖
ATP
血乳酸
血糖
乳酸
葡萄糖
ATP
肝脏的ATP用于葡萄糖或糖原的合成

血糖浓度的恒定

第二节　糖尿病小常识

一、糖尿病名称的起源

糖尿病是一个古老的疾病。中医对糖尿病的认识、治疗、预防的历史是源远流长的，并积累了大量的珍贵资料。现代医学的糖尿病属于中医学消渴病的范畴，消渴病是指以烦渴引饮、消谷善饥、尿如脂如膏、形体消瘦为主要特征的疾病。

公元前400年，我国最早的医书《黄帝内经素问》及《灵枢》中就记载过“消渴症”这一病名。汉代名医张仲景《金匮》的消渴篇对“三多”症状已有记载。唐朝初年，我国著名医家甄立言首先指出，消渴症患者的小便是甜的。

世界上最早确认和治疗糖尿病的医生是中国唐代名医王焘。王焘发现其父有口渴难忍，饮量大增，身上多疖疮，小便水果味等体征，因甄立言《古今条验》一书中曾指出：消渴病者小便似麸片甜。于是他亲口尝其父小便，发现果然是甜的。他为父亲制定了治疗方案，辅以调整饮食，使其父的病情得到控制。他在《外台秘要》一书中记载了自己对消渴病的治疗经验。

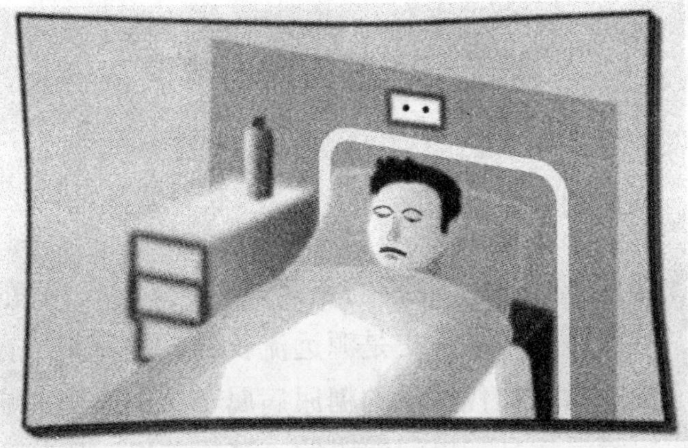

公元10世纪，阿拉伯医生阿维森纳的《医典》讨论了糖尿病的诊断和治疗，比王焘要晚200多年。600年以后英国医生托马斯·威廉才提到病人的小便“其味如糖似蜜”。据考证，糖尿病在古代为帝王贵族之病，多发生在肥胖、多食富有者之中。

二、糖尿病的定义

糖尿病是由于遗传和环境因素相互作用，引起胰岛素绝对或相对分泌不足以及靶组织细胞对胰岛素敏感性降低，引起蛋白质、脂肪、水和电解质等一系列代谢紊乱的综合征，其中以高血糖为主要标志。临床典型病例可出现多饮、多食、多尿、体重减轻等表现，即“三多一少”症状。

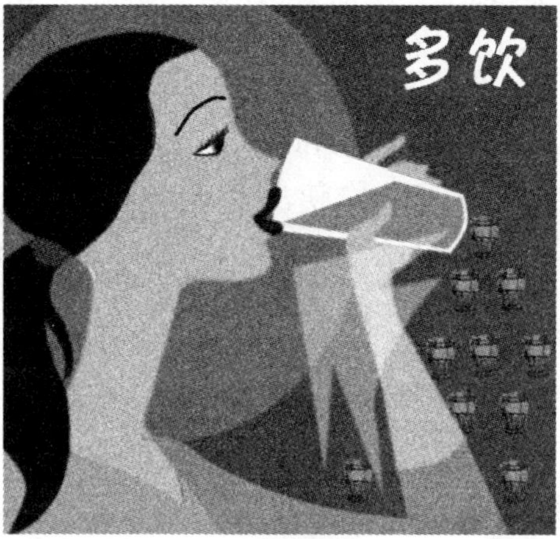

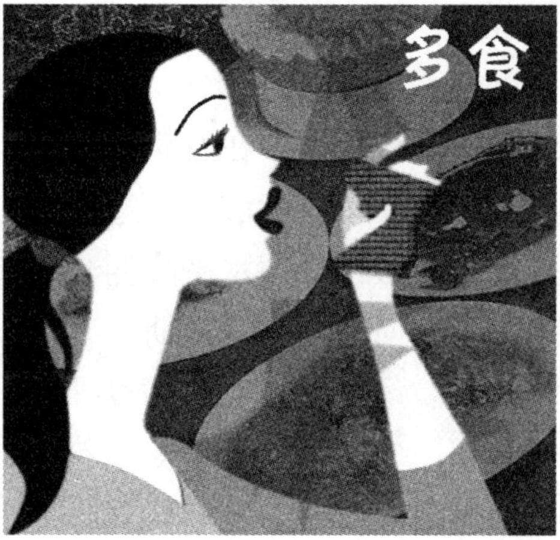

三、糖尿病的分型及其特征

WHO 1998 年推荐的糖尿病分型：世界卫生组织在 1998 年将糖尿病分为四大类型，即：1 型糖尿病；2 型糖尿病；其他特殊类型糖尿病和妊娠期糖尿病。

1. 1 型糖尿病及其特征

1 型糖尿病，又称胰岛素依赖型糖尿病（胰岛 β 细胞破坏，通常导致胰岛素绝对缺乏）发病人群主要集中于 30 岁以下的儿童及青少年。我国 1 型糖尿病的发病率占糖尿病总患者人数的 3%～5%。1 型糖尿病分为自身免疫性和特发性两种类型。

1 型糖尿病的临床治疗均需应用胰岛素治疗，且治疗过程具有一定的规律性。1 型糖尿病患者的治疗过程通常会经历 3 个阶段，即急性代谢紊乱期、缓解期和强化期。

（1）急性代谢紊乱期　在发病初期，即急性代谢紊乱期的时候，只要患者能够有效进行外源性胰岛素的替补治疗，就能够使血糖水平降低，病情亦能得到迅速的控制，进而便会进入缓解期。

（2）缓解期　缓解期又称“蜜月期”。1 型糖尿病患者在缓解期内的病情较为稳定，被损坏的胰腺 β 细胞也能得到一定程度的修复，其分泌胰岛素的功能也可恢复。患者在缓解期，一般通过小剂量的胰岛素注射就能使病情控制在安全程度内。但病情不同，每位患者的缓解期长短也不尽相同。大多数 1 型糖尿病患者在发病后 6 个月左右，就会因为胰岛素分泌功能再次遭到破坏而出现病情加重。此时，患者便进入了强化期。另外，还有些 1 型糖尿病患者，他们在缓解期使用小剂量胰岛素就能使病情顺利维持数月甚至数年，但只要停用胰岛素，将会造成病情在短时间内迅速恶化，甚至比第一次的发病情况更为严重。

（3）强化期　在强化期内，患者的胰岛素使用量也要随之增加。如果治疗效果比较理想，能够将病情控制稳定，那么患者便会转为“慢性”糖尿病，此后胰岛素的用量也会相对稳定。

1 型糖尿病发病较急、病情较重，在发病后的 1 周～3 个月内就可确诊。1 型糖尿病患者发病后如果没有及时、有效的治疗，很容易发生酮症酸中毒等并发症，严重时甚至危及生命。因此，积极、有效的胰岛素治疗对于 1 型糖尿病患者来说非常重要。

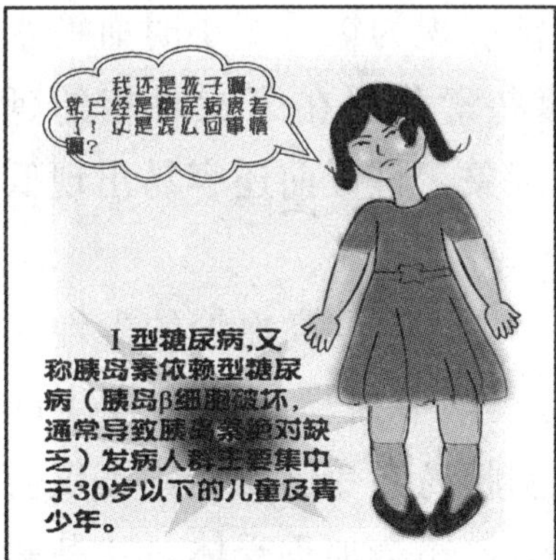

I 型糖尿病的发病人群

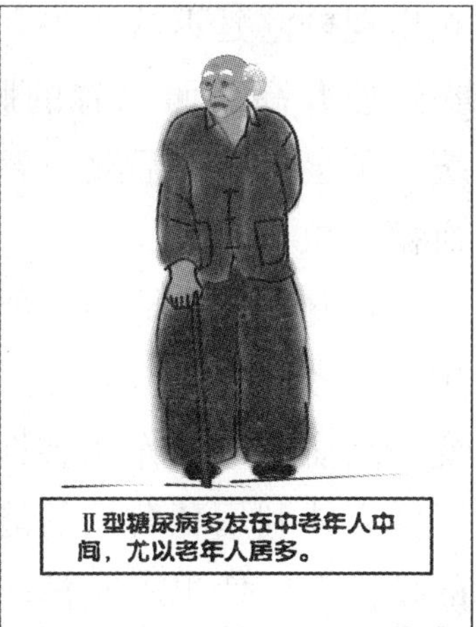

2. 2 型糖尿病及其特征

2 型糖尿病，又称胰岛素抵抗型糖尿病（胰岛素抵抗为主伴有或不伴有胰岛素缺乏，或胰岛素分泌不足为主伴有或不伴有胰岛素抵抗）。2 型糖尿病患者的发病人群主要集中于肥胖者及中老年人。一般从 40 岁开始，2 型糖尿病的发病率就会呈现逐渐攀升的趋势，直至 70～80 岁这个年龄阶段，2 型糖尿病的发病率会达到最高峰。

2 型糖尿病的发病症状比较隐蔽，发病过程也相当缓慢，患者对病情不易察觉，甚至有些患者在发病数月或数年才得到确诊。调查发现，有 50%～70% 的 2 型糖尿病患者都未能得到及时确诊，以致延误了治疗，乃至出现了并发症。

2 型糖尿病的显著特点是，胰岛素分泌在第一时相出现分泌延迟或消失，常表现为饭后 2 小时血糖水平迅速升高；而患者的胰岛素分泌在第二时相的延缓，则会加重饭后高血糖现象，且饭前还容易出现低血糖现象。

随着患者病情的进展，加之长期高血糖的毒性作用，患者自身具备的胰岛素调节血糖功能会发生改变。高血糖毒性作用会抑制胰岛素受体功能，不仅会降低人体利用葡萄糖的能力，还会加重受体对胰岛素的抵抗性，使患者病情恶化。此时，如果患者在已经使用降血糖药物后，仍然难以控制高血糖病情，则表示患者体内的胰岛功能已经开始衰退。

2 型糖尿病的病情发展相当缓慢，少则几年，多则可达 10 年以上，对患者生活质量的保障有一定好处。但需要注意的是，2 型糖尿病的早期病症非常隐蔽，因而中老年人、肥胖者等 2 型糖尿病易患人群在生活中应注意自身的保健，培养良好的生活方式和饮食习惯，定期体检，以尽早发现和治疗 2 型糖尿病。

3. 妊娠糖尿病

女性在妊娠期间出现的糖尿病。妊娠糖尿病的发生，与遗传因素、妊娠期间饮食热量不平衡以及妊娠所造成的女性体内激素分泌水平发生变化有重要的关系。

妊娠糖尿病的发生，对胎儿的发育非常不利。调查发现，患妊娠糖尿病的孕妇，生出畸形胎儿的发生率约为 10%～25%，围产儿病死或早产的发生率约为 5%～10%。另外，如果孕妇在妊娠期间使用胰岛素治疗，还可能使新生儿出现低血糖症。

妊娠糖尿病不仅对胎儿健康有极大危害，对孕妇自身的健康也很不利。虽然大多数孕妇在分娩后，随着具有抵抗胰岛素作用的激素的消失，妊娠糖尿病可得到好转。但也有一部分女性会由此转为终生糖尿病患者，或因再次妊娠、肥胖、更年期等原因而成为终生糖尿病患者。因此，女性在妊娠期间应从饮食、运动、生活习惯等方面要多加防范，加强对妊娠糖尿病的预防。

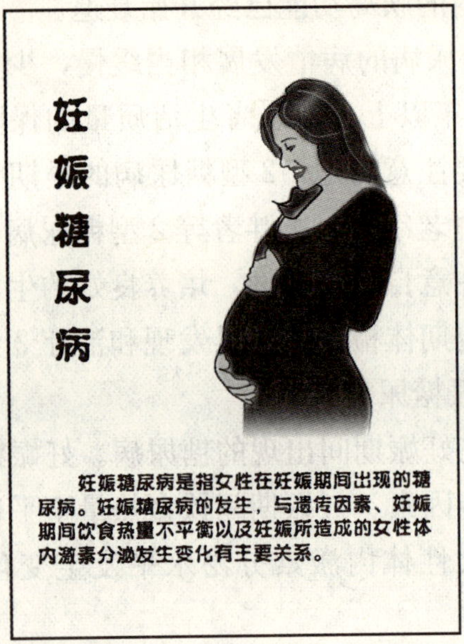

4. 其他特殊类型糖尿病

继发性糖尿病是指由其他疾病诱发的糖尿病，其中主要包括 3 种情况：

（1）药物因素所致的继发性糖尿病。某些疾病治疗过程中，需要患者长期使用某些具有抵抗胰岛素作用的药物，从而可造成患者体内的胰岛素功能障碍，以致难以平衡血糖而造成慢性高血糖发生。如皮肤病、关节炎、风湿病、肾病综合征、白血病等患者在治疗过程中都因需要使用类皮质激素而要加强对糖尿病的预防。另外，利尿剂、交感神经兴奋剂、口服避孕药等也可诱发继发性糖尿病。

（2）胰腺疾病所致的继发性糖尿病。坏死性胰腺炎、胰腺脓肿、胰腺肿瘤等胰腺疾病可破坏人体胰腺β细胞的功能，从而造成胰岛素分泌不足，破坏了血糖平衡而导致糖尿病。

（3）内分泌疾病所致的继发性糖尿病。如甲状腺功能亢进症、肢端肥大症、库欣综合征、多发性内分泌腺瘤等内分泌疾病，都会造成患者体内分泌大量的抵抗胰岛素的激素，导致胰岛素功能障碍而引发糖尿病。

四、糖尿病对机体代谢的影响及其危害性

糖尿病是因机体胰岛素分泌缺陷、作用缺陷或二者兼之，引起糖、脂肪及蛋白质等代谢紊乱的疾病。从长远来看，对人体危害很大，有人也称糖尿病是“秋后算账”。糖尿病的代谢紊乱非常广泛，对人体危害极大，主要有以下几个方面：

（1）糖代谢紊乱。因胰岛素缺乏或胰岛素抵抗（机体对自身的胰岛素敏感性和反应性下降），导致肌肉、脂肪等组织对葡萄糖的利用减少，而肝糖原分解及异生增多，使体内血糖升高，尿糖增加，血浆渗透压增高，容易出现乳酸性酸中毒。

（2）脂肪代谢紊乱。糖尿病的脂肪代谢紊乱主要特点是脂肪合成减少，分解增加，出现高脂血症，导致血管动脉硬化；出现高酮血症，引起糖尿病酮症酸

中毒。

（3）蛋白质代谢紊乱。蛋白质合成减少，分解增加。患者往往出现消瘦、乏力，容易感染，小儿可影响生长发育，细胞免疫和体液免疫都出现下降，容易患多种感染性疾病。

（4）血管病变。大血管病变包括高血压、动脉硬化、冠心病、脑血管意外等。小血管病变包括糖尿病肾病、糖尿病视网膜病变、糖尿病足等。

（5）其他病变。如继发感染、白内障、青光眼、脂肪肝、胆结石、周围神经损害等。

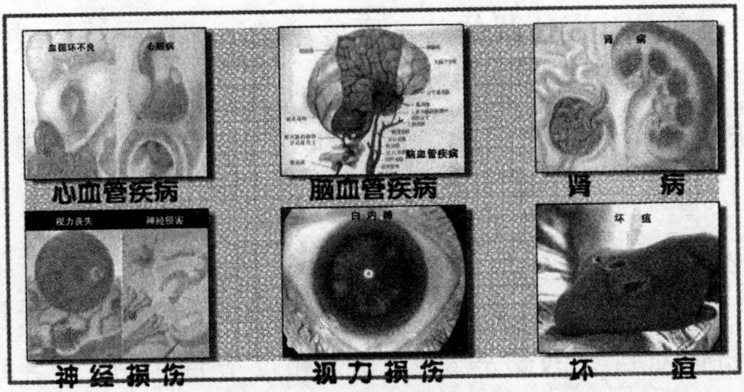

常见糖尿病并发症

五、糖尿病流行病学特点

随着人们生活水平的提高，人口老龄化以及肥胖发生率的增加，糖尿病的发病率呈逐年上升趋势。糖尿病在中国的发病率达到2%～3%，据统计，中国已确诊的糖尿病患者达4000万，并以每年120万的速度递增。其中，1型糖尿病患者占3%～5%，2型糖尿病患者占95%左右。

1型糖尿病患者在确诊后的5年内很少有慢性并发症的出现，相反，2型糖尿病患者在确诊之前就多数已经有慢性并发症发生。据统计，有50%新诊断的2型糖尿病患者已存在一种或一种以上的慢性并发症，许多患者就是因为出现并发症才发现患有糖尿病的。

六、糖尿病的易感人群

糖尿病的易感人群，也称高危人群，是指未患糖尿病但存在有较大患病危险的人群。糖尿病的易感人群主要包括以下几种：

1. 中老年肥胖者　其中特别是腹部肥胖者，是发病可能性最大的易感人群，且极易发生2型糖尿病。这可能与这类人日常饮食习惯不健康以及吸烟、酗酒、心理压力大、缺乏锻炼等因素有很大关系。

2. 有糖尿病家族病史者　在家族中，父母、兄弟、姐妹或其他近亲以及同性双胞胎中有一位患糖尿病的人，都要加强自身对糖尿病的预防。

3. 出生体重过轻者　调查发现，出生时体重低

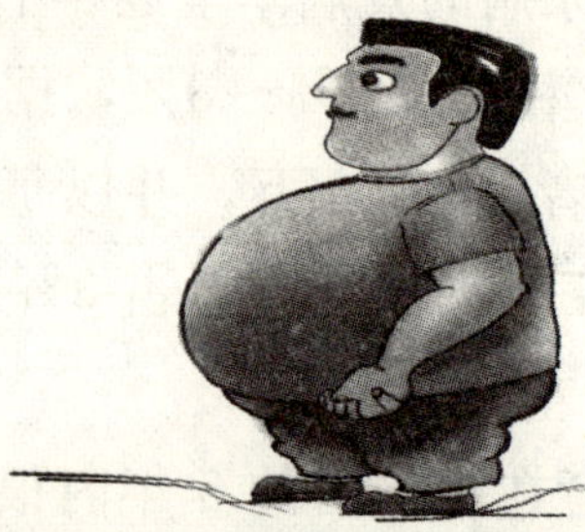

肥　胖

于2.3千克的婴儿发展为糖尿病患者的概率是正常出生体重的婴儿的6倍之多。出生体重过低，表明婴儿在母体中发育不全或营养不良，这可能造成婴儿体内胰腺β细胞发育不健全，以致无法正常分泌胰岛素。随着婴儿的成长，加之后天的不良饮食因素、肥胖等，容易诱发糖尿病。

4. 周围神经传导异常者　常表现为四肢麻木、灼热、蚁爬感、疼痛感以及行走时如同脚踩棉花感等。如果经常出现这类症状表现，则应立即到医院进行血糖测定，以确定是否患上了糖尿病。

5. 肩周炎患者　许多糖尿病患者都伴有肩周不适症状，这提示肩周炎的发生与糖代谢失衡有一定的关系。肩周炎患者应坚持定期进行血糖测定，以积极预防、及早发现糖尿病。

6. 婴儿期未接受母乳喂养者　研究发现，有糖尿病家族病史的婴儿，可能会对牛奶中的牛血清蛋白产生高免疫反应。因此，在本身具有糖尿病遗传因素的婴儿中，以牛奶喂养的婴儿患糖尿病的概率会比接受母乳喂养的婴儿高许多。

第二章　糖尿病的病因和主要表现

第一节　糖尿病的病因

一、诱发糖尿病的主要因素

糖尿病是一种由多种因素综合作用导致的全身性疾病，其明确的发病原因至今未明，但与以下几方面因素的综合作用有密切关系。

1. 遗传因素　糖尿病的发生与遗传因素有很大关系，调查显示约44%～73%的糖尿病患者有家族糖尿病发病史，尤其是1型糖尿病。2型糖尿病的遗传倾向，主要以增加糖尿病的易感性为主，有家族病史者比无家族史者的患病概率要大很多。

2. 肥胖因素　在2型糖尿病的发病中，肥胖因素是其主要发病原因。调查表明，肥胖者患糖尿病的概率是体重正常者的2倍。这与肥胖者易患高胰岛素血症有直接关系。高胰岛素血症会造成胰腺β细胞分泌胰岛素的功能减退，从而减少人体内的胰岛素数量，并影响胰岛素的降血糖作用。

3. 饮食因素　高热量的不健康的饮食方式是造

成肥胖的重要因素，而肥胖容易诱发高血糖出现。另外，饮食中的热量、脂肪、蛋白质、糖类物质摄取过多，亦会造成血糖水平长期偏高，继而发展为糖尿病。

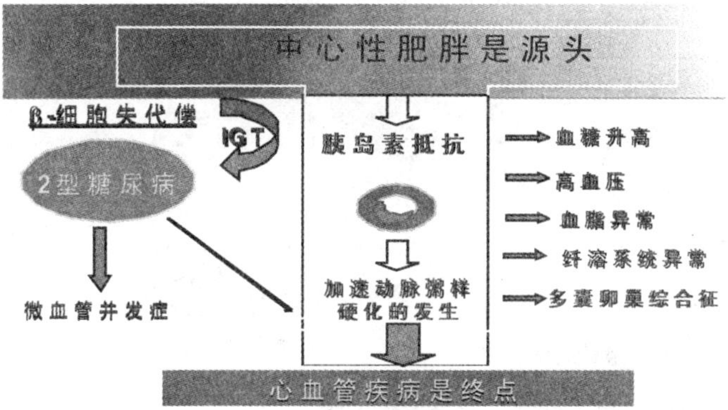

4. 生活方式因素　长期静坐式的生活方式，缺乏体育锻炼和运动，作息不规律，通宵熬夜，这些是许多疾病的主要致病因素。尤以缺乏体育锻炼和运动的负面影响最大。缺乏体育锻炼和运动可能会降低机体组织细胞对胰岛素的敏感度，而长期缺乏运动还会影响人体的代谢功能，易出现高血糖。

5. 心理因素　如精神紧张、压力过大、抑郁、悲伤、烦躁等不良心理因素的刺激会造成人体内应激性激素分泌量增加。而应激性激素的增多正是造成高血糖的重要原因，长期大量分泌应激性激素会导致内分泌紊乱，从而可导致糖尿病等代谢性疾病的发生。

6. 病毒因素　1型糖尿病的发生与病毒感染有直接关系。由于某些病毒会对胰腺β细胞造成破坏，而抑制胰腺β细胞的生长发育，导致胰岛素分泌量大大减少，最终出现高血糖现象。

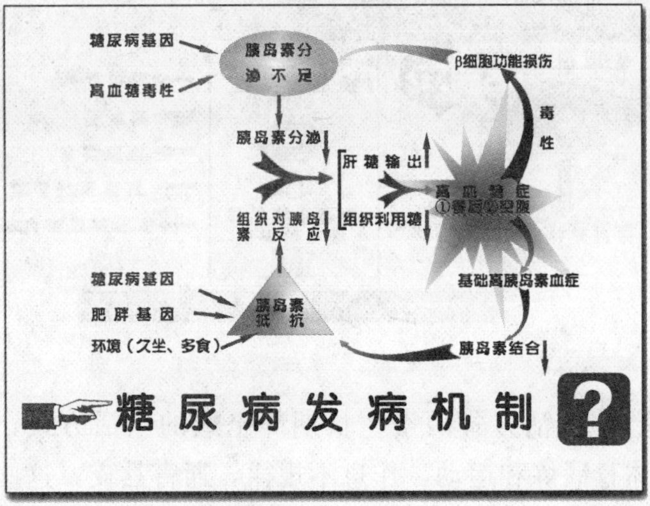

二、血糖水平的激素调节

人体的血糖水平除了会受到饮食、肥胖、遗传等因素的影响，还会受到激素的影响。在影响血糖水平的激素中，除了胰岛素外，还有胰高血糖素、肾上腺素、生长激素、儿茶酚胺、促胰液素、促胃液素、胆囊收缩素、抑胃肽等激素都会对血糖水平造成正面或负面的影响。

糖尿病人的营养保健与药膳调养

人体内的激素或者能够升高血糖，或者可以降低血糖，正常情况下，它们之间能够相互制约和协调，使血糖水平达到动态平衡。例如，当人体遇到精神紧张、情绪骤然变化、高热、剧烈疼痛、饥饿、休克等应激状况时，体内的胰升糖素、肾上腺素、生长激素、儿茶酚胺等应激性激素的分泌量会大大增加，这些应激性激素会对胰岛素的分泌起到抑制作用，使血糖水平迅速升高。但随着应激状况的消除，应激性激素的分泌量也会迅速减少，与此同时胰岛素分泌量则随之增加，故人体的血糖水平会逐渐恢复正常。

人体激素水平的变化，除了受应激状况的影响外，还与自身周期性分泌量的改变有关。例如，对血糖水平有升高作用的肾上腺皮质激素的分泌就是呈昼夜周期性的改变，一般在夜间的分泌水平最低，在凌晨4点左右分泌量开始逐渐增加，至上午8点时其分泌量会达到高峰水平，此后又会呈现缓慢下降的趋势，因而人体的血糖水平亦会随肾上腺皮质激素的昼夜周期性变化而变化。正因为人体内具有抵抗胰岛素分泌的激素是在凌晨开始增加分泌的，所以许多糖尿病患者在清晨没有进食的情况下，血糖水平也会升高。也就是说，人体内胰岛素分泌量越少，就越不足以抵抗清晨时具有升血糖作用的激素，从而便会出现“黎明前高血糖”现象。

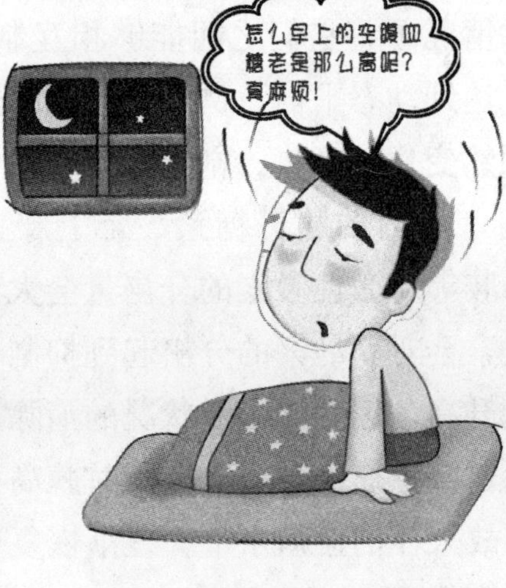

黎 明 现 象

三、可影响血糖水平的药物

药物因素对人体血糖水平的变化也有很大影响。不同的药物，有的可以起到升高血糖的作用，有的能够达到降低血糖的效果。其中，具有升高血糖作用的药物主要有以下几种。

1. 糖皮质激素类药物　这是对血糖水平影响最大的一类药物，无论使用量多少、次数如何，都会造成血糖水平升高。糖皮质激素类药物可抑制人体的糖代谢，通过促进糖异生而达到升高血糖的作用。常见的糖皮质激素类药物主要有泼尼松、氢化可的松、地塞米松、曲安西龙、氟轻松等，临床上广泛应用于治疗肌肉、韧带或关节损伤以及皮肤病、风湿症、肾病综合征、白血病或肿瘤化疗等。

2. 噻嗪类利尿剂　噻嗪类利尿剂常用于高血压的临床治疗，这类药物在利尿的同时，易诱发低血钾现象，继而降低机体的胰岛素分泌量，并造成血糖水平升高。应用最普遍的噻嗪类利尿剂主要是氢氯噻嗪、呋塞米、布美他尼等，这些药物都会因不同程度的降血钾作用而升高血糖水平。

3. 交感神经兴奋剂　交感神经兴奋剂可通过兴奋交感神经而减少人体胰岛素的分泌量，继而会引发血糖水平升高。常用的交感神经兴奋剂主要有肾上腺素、去甲肾上腺素、麻黄碱等。

4. 钙离子拮抗剂　钙离子拮抗剂在高血压、冠心病、心律失常等病症的治疗中非常常见，这类药物可通过阻止细胞外液中的钙离子进入细胞内而达到治疗目的。但在拮抗钙离子的同时，也会对胰岛素的分泌量造成负面影响，因而在使用这些药物治疗高血压、冠心病时，要密切观察患者的血糖变化。

5. 其他药物　除上述药物外，药用生长激素、甲状腺素制剂、雌激素、口服避孕药、烟酸类降脂药、苯妥英钠、咖啡因、氯丙嗪、普萘洛尔、阿替洛尔等药物也会起到不同程度的升血糖作用。

6. 此外，还有一些药物具有降血糖的作用，如阿司匹林、保泰松、单胺氧化酶抑制剂、甲巯咪唑、丙磺舒、胍乙啶、磺胺、土霉素、呋喃唑酮、氯贝丁酯等。这些药物使用不当可能出现低血糖反应，因此要规范使用，并加强血糖水平的监测。

第二节 糖尿病的主要症状和表现

一、糖尿病的早期表现和早期诊断

1. 如何早期诊断糖尿病

糖尿病提倡早期诊断、早期治疗，这对预防各种并发症极为重要。早期发现糖尿病，必须注意以下情况：

（1）年龄在 40 岁以上、身体肥胖、有糖尿病家族史者。

（2）有明显的“三多一少”症状或只有“三多一少”中的 1～2 项者。

（3）出现不明原因的消瘦，尤其是老年食量较好者。

（4）反复发生尿路、胆道、肺部、皮肤感染等。

（5）有四肢麻木、疼痛、瘙痒等周围神经症状者。

（6）年龄在 40 岁以上伴有高血压、冠心病、脑血管病者。

（7）男性阳痿、性功能减退，女性闭经或月经紊乱者。

（8）过早出现双眼视力下降、白内障、眼底出血等。

（9）有生产巨大婴儿（体重＞4kg）史或有多次流产、死胎、死产史等。

（10）有慢性胰腺炎、肝炎、肝硬化、外伤史及胰腺手术史者。

（11）因其他疾病长期服用糖皮质激素（强的松等）者。

凡有以上情况的人应及时到医院化验血糖、尿糖，以便早期诊断糖尿病。

2. 糖尿病的早期表现

糖尿病作为一种慢性的全身代谢性疾病，其在发病早期一般症状表现不显著。尤其是2型糖尿病，在发病初期常常并没有明显的“三多一少”症状，而患者又会因为缺乏相关医学常识而忽略糖尿病的早期信号，以致延误了确诊和治疗的最佳时期。因此，了解糖尿病的早期表现非常重要。

（1）排尿困难　排尿困难主要见于男性，约有22％～42％的男性糖尿病患者会出现这一表现，且多见于中老年男性。出现这一症状，应考虑可能与糖尿病合并前列腺肥大有关。

（2）反复性感染　如果发现有胆道、尿道、肺部、皮肤等部位反复感染，且迁延不愈，则应密切观察血糖水平，以早期发现糖尿病。

（3）低血糖表现　早期糖尿病患者易出现多汗，尤其是局部多汗症状，这是早期患者出现低血糖的主要原因。同时，患者还可伴随饥饿、胸闷、头晕、心悸、乏力等低血糖表现。

（4）皮肤瘙痒　糖尿病患者极易出现局部或全身性的皮肤瘙痒症状，甚至可出现夜间瘙痒难耐以致难以入眠。且尤其以女性的阴部瘙痒发生率最高。

（5）性功能障碍　统计表明，高达40%～60%的男性糖尿病患者合并有阳痿等性功能障碍。另外，35%的女性糖尿病患者也会出现性功能障碍，这与身体受感染后引发的阴道疼痛、瘙痒等有较大关系。

（6）菱形舌炎　菱形舌炎是指表现为局部舌苔出现菱形状态。且舌体中央部位乳头萎缩。有61.7%的糖尿病患者出现有菱形舌炎。

（7）周围神经炎　大多数糖尿病患者在发病后容易出现周围神经炎，常表现为肩部或手足麻木，并伴随灼热感、蚁爬感、行走时如踏棉被感等。

（8）肌腱反射功能减退　调查发现，高达53.3%的糖尿病患者存在肌腱反射功能减弱甚至消失。

（9）顽固性阴部瘙痒　约有2%的女性糖尿病患

者出现顽固性阴部瘙痒表现，这是女性患者的特有表现，这与皮肤组织糖原含量增加和机体抵抗力减弱，从而易受真菌感染有很大关系。

（10）腰臀比例失衡　临床统计资料发现，大多数女性糖尿病患者可出现腰臀比例明显失衡。她们的上体肥胖指数往往不会增加，而腰围和臀围则明显增加。

二、糖尿病的主要临床症状和表现

糖尿病最典型的临床症状就是我们经常所说的："三多一少"，即排尿多、饮水多、进食多、体重减少。此外，糖尿病的主要临床症状中还有全身乏力、免疫力减退、视力障碍等。

1. 排尿多　在糖尿病的"三多一少"症状中，排尿多是最为显著的症状，主要表现为一天中的排尿次数和数量明显增多，24 小时内的排尿次数最多可达 20 多次，尿量甚至可接近 10 升之多。

2. 饮水多　随着排尿量的增大，患者体内会丢失大量水分，而当人体内的水分总量丢失了 1%～2%时，就会引起大脑中的口渴中枢神经兴奋并产生口渴的感觉而多饮，因而饮水量增多也是伴随排尿增多而出现的一个常见症状。

3. 进食多　糖尿病患者排尿量增大，体内的葡萄糖等营养物质也会随着尿液一同流失，因而患者很容易产生饥饿的感觉。另外糖尿病患者血糖不能被细胞良好地利用，进餐后会很难出现饱腹感，继而会出现进食增多的表现。

4. 体重减少　虽然糖尿病患者进食量明显增大，但体重却呈现明显下降的趋势。因为随着患者排尿量的增多，体内的营养物质也会大量流失，人体会主动动用体内储存的蛋白质、脂肪来补充。人体能量消耗的增大和营养物质的流失、分解等，是造成糖尿病患者体重下降的主要原因。一般来讲，糖尿病的病程越长、病情越重、排尿量越多，患者的消瘦表现也就越明显。

5. 全身乏力　除了“三多一少”的典型症状外，有 2/3 的糖尿病患者还常有易疲劳、全身乏力、倦怠、腰酸、腿疼等症状表现。这是因为糖尿病患者体内的血糖不能充分进入细胞，为细胞所利用，故而造成细胞活力下降。

6. 免疫功能减退　糖尿病患者的免疫功能和机体抗病能力可明显下降。免疫功能的减退会导致患者出现皮肤疖肿、痈疽、丹毒、蜂窝组织炎以及胆道系统炎症、泌尿系统炎症、呼吸系统炎症等。

7. 视力障碍　糖尿病患者的眼睛及其相关部位出现合并症，与血糖升高有直接关系。随着病情的加重，患者的视力障碍轻则表现为视力减退、视物模糊、昏暗等，严重的甚至可失明。

三、糖尿病的常见急性并发症及其症状

糖尿病的并发症包括急性并发症和慢性并发症两大类，其中，急性并发症常见有酮症酸中毒、非酮症高渗性昏迷、乳酸酸中毒、低血糖昏迷等。了解这些并发症的症状表现，对于发病后的及时确诊和治疗有积极的意义。

1. 酮症酸中毒　糖尿病的急性并发症中，酮症酸中毒的出现最为常见。发病初期主要表现为排尿量增大、心烦、口渴、饮水量增加、身体乏力等。随着病情的加重还会出现食欲不振、恶心、呕吐、头痛、嗜睡、腹痛等症状表现。如果患者未能得到及时、有效的治疗，造成病情恶化，还会因排尿量过大而出现机体严重脱水，继而造成晚期神经传递迟钝，严重时甚至会出现昏迷。另外，酮症酸中毒患者还可出现呼吸加深、呼气中有烂苹果味、皮肤枯糙、眼球下陷、血压下降等症状表现。

2. 非酮症高渗性昏迷　60岁以上的老年糖尿病患者还容易发生非酮症高渗性昏迷。发病初期，患者会出现烦渴、饮水多、排尿多、倦怠、食欲不振、恶心、呕吐、腹痛以及反应迟钝、嗜睡等症状表现。此时如果未得到有效治疗，在发病1～2个星期后，随着病情的加重，患者很可能逐渐进入昏迷状态。非酮症高渗性昏迷患者的神经系统症状较为明显，如嗜

睡、幻觉、精神失常等，同时，还会伴随有皮肤枯糙、舌燥、嘴唇干燥、眼球凹陷、呼吸急促、心率加快、低血压、四肢厥冷、失语等症状表现。

3. 乳酸性酸中毒　长期、大量服用双胍类药物的糖尿病患者，易发生乳酸酸中毒。轻症表现可能不明显，如出现四肢乏力、倦怠、恶心、食欲下降、头晕、呼吸深快等症状；重症表现则为呕吐、头痛、全身酸软、口唇发绀、脱水、意识障碍、四肢反射低弱、肌张力减退、瞳孔扩大、深度昏迷，甚至休克。

4. 低血糖昏迷　低血糖昏迷情况的出现，与患者口服降血糖药物或使用胰岛素剂量过大有直接关系。并发低血糖昏迷的患者，常表现为饥饿、头晕、心慌、大汗不止、面色苍白等。如果持续时间过长，甚至还会出现注意力涣散、胡言乱语、意识障碍甚至昏迷等症状表现。

四、糖尿病的常见慢性并发症及其症状

糖尿病虽然属于终生疾病，但如果及时发现，并采取积极、有效的治疗，则能够最大限度地保证患者的生活质量。但如果发现较晚或治疗方法不当，则很容易导致糖尿病慢性并发症的发生。糖尿病慢性并发症常累及眼部、肾脏、神经系统、心血管系统、足部、皮肤等多处脏器或系统，主要有以下五方面的症状表现。

1. 视网膜病变　糖尿病性视网膜病变，主要表现为眼底出现微血管瘤、视网膜出血斑（多呈现为点状或火焰状、线条状）、渗出斑、絮状白斑，甚至视网膜出血、玻璃体积血、视网膜新生血管出现、黄斑病变等症状。

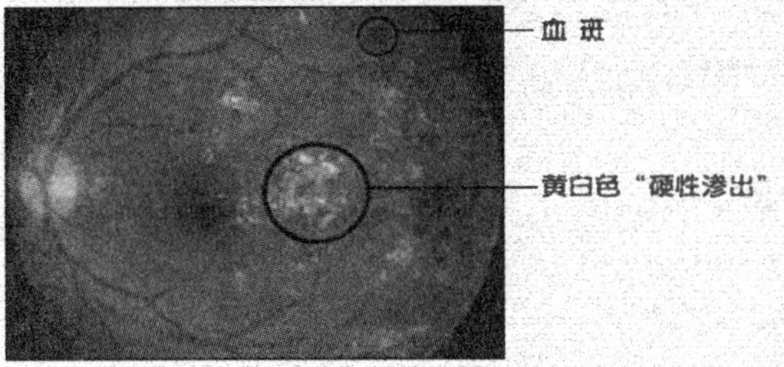

糖尿病视网膜病变

2. 慢性肾盂肾炎　慢性肾盂肾炎主要表现为低热、乏力、食欲不振、腰酸、腰痛、尿频、尿急、尿痛等症状。

3. 高脂血症　高脂血症可伴有黄色瘤、肢体麻木或乏力等症状，严重时还可诱发急性胰腺炎、动脉粥样硬化、脂肪肝等并发疾病。

4. 高血压　高血压的症状常表现为头晕、头痛、耳鸣、眼结膜出血、鼻出血、心慌、心悸、呼吸短促、四肢麻木、肌肉酸痛、皮肤蚁爬感以及失眠、多

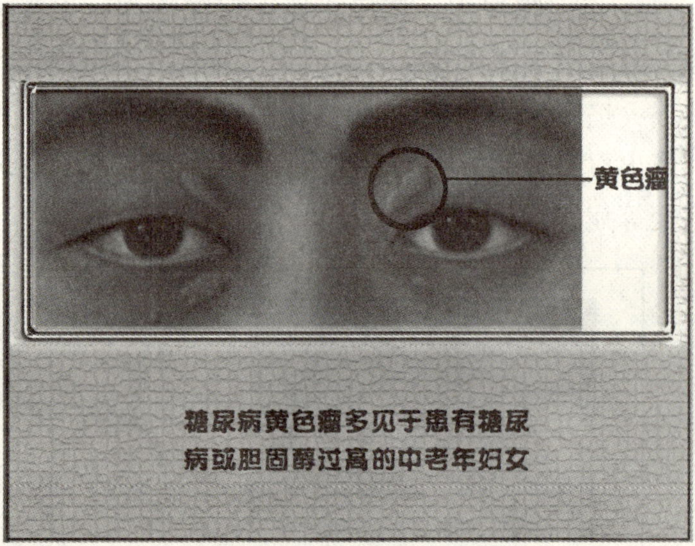

梦、记忆力减退等症状。

5. 周围神经病变　糖尿病性周围神经病变的症状主要有以下几种类型：

（1）对称性多发性周围神经病变。患者常出现双下肢麻木、双下肢沉重、针刺瘙痒或烧灼样感觉异常、自发性疼痛、闪电痛、刀割样疼痛等两侧对称性的远端感觉障碍。

（2）非对称性多发性周围神经病变。常表现为全身无力、肌肉萎缩、靠近躯干的肢体近端有运动障碍等症状。

（3）脑神经病变。常表现为眼肌麻痹、动眼神经功能不全等症状。

（4）植物神经病变。患者常表现为头晕、血管运动障碍、排汗功能障碍、胃肠功能紊乱、排尿障碍、小便淋漓不尽、阳痿、不育等病症。

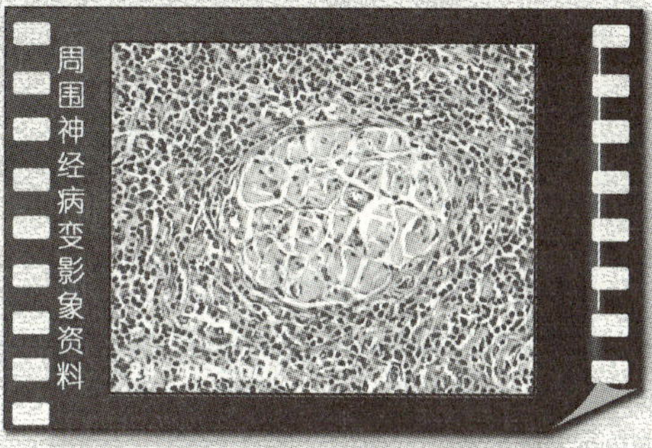

糖尿病并发的周围神经病变

6. 糖尿病足　糖尿病足的发生对患者的生活质量影响很大，主要表现为肢端刺痛、灼痛、麻木、感觉迟钝甚至丧失、脚踩棉花感、足部畸形等，同时可伴随肌肉萎缩、皮肤干燥、皮肤温度下降、肢端动脉波动减弱、间歇性跛行等缺血表现。

7. 皮肤病变　糖尿病皮肤病变主要有 4 种类型：

（1）微血管障碍造成的皮肤病变，主要表现为皮肤潮红、紫癜、丹毒样红斑、胫前色素斑、糖尿病性大疱等。

（2）代谢障碍造成的皮肤病变，主要表现为糖尿病性黄疸、睑黄疸、糖尿病性硬肿症、皮肤瘙痒等。

（3）神经损害所造成的皮肤病变，主要表现为糖

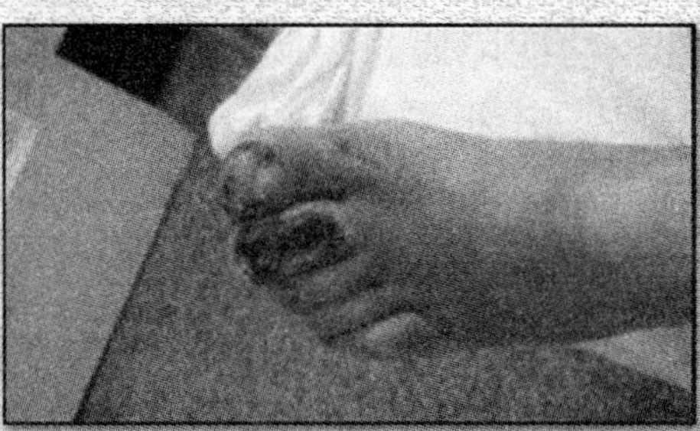

糖 尿 病 足

尿病性无汗症等。

（4）糖尿病性皮肤感染，表现为疖、痈、毛囊炎、蜂窝织炎等化脓性皮肤感染，以及阴道炎、甲沟炎、手足癣、股癣等真菌感染。

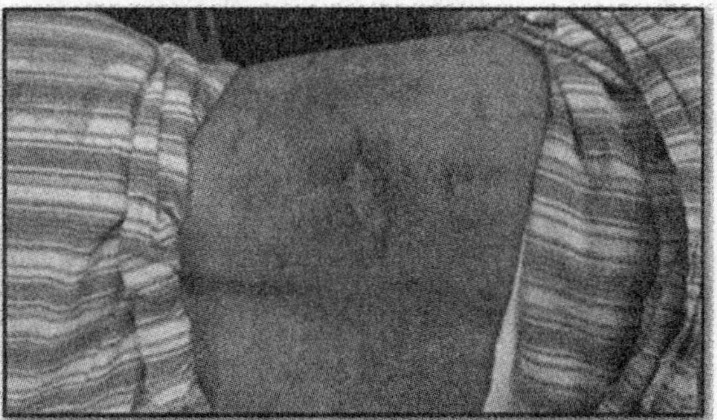

糖尿病感染-褥疮

五、特别要强调的糖尿病的常见并发症——低血糖

1. 低血糖的主要表现和危害

低血糖是糖尿病患者进行药物治疗后最常见的并发症。患者未能处理好饮食治疗、运动治疗和药物治疗之间的关系，或者使用降糖药物或胰岛素的剂量不当等，都可造成低血糖的发生。低血糖对糖尿病患者危害极大，一是可能出现突然昏倒而无人救护等危险状况，二是不利于患者血糖水平的稳定。因此，积极防治低血糖，了解低血糖的相关知识、症状表现等对糖尿病患者是非常必要的。

糖尿病低血糖并发症最显著的症状是：面色苍白、头晕、头疼、视物不清、长期伴随的饥饿感、汗出不止、心慌、烦躁、手抖、全身疲乏、四肢无力等。如果血糖过低，患者还会出现注意力不集中、思维混乱、语无伦次、呆滞、抑郁或突然兴奋、情绪暴躁等精神类症状。严重时，患者则可出现恶心、呕吐、抽搐、昏迷等危险症状，甚至可危及生命。

老年糖尿病患者应密切关注和防治低血糖并发症。因为老年人常有不同程度的心、脑、肾等脏器功能不全。因而一旦出现低血糖并发症，不仅会加重心、脑、肾等脏器的缺血性改变，还会诱发心绞痛、心律失常、急性心肌梗死、急性脑血管疾病、急性肾功能不全等病症而危及生命。

此外，还有一些正在进行胰岛素治疗的糖尿病患者，也极易出现低血糖并发症，且许多患者还可能出现无症状低血糖，即不自觉性低血糖。无症状低血糖症可危及患者的生命安全，因此使用胰岛素治疗的患者应时刻提高警惕，以防在不自觉状态下突发危险情况。

2. 糖尿病患者发生低血糖的原因

糖尿病病人往往血糖增高，但在治疗不当、继发感染、胃轻瘫、进食过少以及老年糖尿病等情况下常可发生低血糖。一般认为，正常人的血糖值低于2.8mmol/L（50mg/dl）时为低血糖，而糖尿病患者血糖值低于3.9 mmol/L（70mg/dl）即可诊断为低血糖。常见病因或诱因有以下几种：

（1）应用胰岛素的剂量过大。

（2）服用某些作用强、代谢慢、剂量大的降糖药如优降糖（格列本脲）、达美康（格列齐特）等。

（3）应用胰岛素或口服降糖药后未按时进食或进食过少。

（4）空腹运动、运动量过大或增加活动量。

（5）进餐不及时、进餐量不足或进餐和服药时间不匹配。

（6）服用影响血糖的药物如磺胺类药、心得安（普萘洛尔）、保泰松等药物。

（7）肝、肾功能不全时，对胰岛素或降糖药的灭活排泄功能降低，尤其是老年糖尿病患者。

3. 如何防治低血糖的发生

对于低血糖，最重要的原则是防重于治。

（1）预防低血糖的发生，必须注意以下几点：①应用胰岛素时，需在医生指导下调整胰岛素的剂量，同时监测血糖；②在医生指导下选用口服降糖药，不可擅自滥用；③60 岁以上老年糖尿病人并有肝肾功能不全的应慎用格列本脲、消渴丸等药物；④按时进餐，服用降糖药或注射胰岛素后应及时进餐，空腹时不应饮酒；⑤运动量不宜过大，尤其是消瘦糖尿病人在空腹时不宜剧烈运动；⑥随身携带糖果或含糖饮料。

（2）治疗低血糖的方法有以下几点：①神志清醒的早期低血糖患者，应立即吃几块糖果、饼干或喝一些含糖的饮料；②患者若神志不清，可将蜂蜜或糖果胶涂在其牙龈、口腔粘膜上，同时尽快送医院抢救；③经过以上处理仍昏迷不醒者，可立即静脉注射 50％葡萄糖 40～60 ml，并以 10％葡萄糖静脉点滴，使血糖达到正常水平直至患者清醒。

第三章　糖尿病的临床检查指标和诊断标准及自我监测

第一节　糖尿病的常用检查指标

一、血糖检测是糖尿病的主要诊断依据

及时、准确地诊断病情，直接关系到患者能否得到有效的治疗及病情是否能得到稳定控制。糖尿病的症状表现并不具有特异性和独特性，因而患者更不可只根据自我感觉和表面现象来判断是否患病，明确的诊断只能依靠血糖指标的检测来实现。

血糖检测是目前为止国内外诊断糖尿病的唯一标准，其诊断标准是在 1985 年由世界卫生组织明确认定的。糖尿病的血糖检测主要包括空腹血糖和餐后 2 小时血糖检测。此外，糖耐量试验等也是确诊糖尿病的重要实验室检测指标。

二、葡萄糖耐量试验是确诊糖尿病的必要诊断依据

葡萄糖耐量试验（OGTT）主要是针对未确诊的糖尿病高危人群所采用的一种血糖检测手段，其检测

结果也将直接决定糖尿病的诊断。一般来讲，血糖水平已经高于正常范围，但又未达到糖尿病确诊标准者，都应进行葡萄糖耐量试验。

葡萄糖耐量试验包括口服和静脉注射两种方法。其中，口服葡萄糖耐量试验适用于大多数糖尿病高危人群，而进行过胃切除术、胃空肠吻合术或有吸收不良综合征的患者则需要进行静脉注射葡萄糖耐量试验。口服葡萄糖耐量试验需要在清晨进行，试验前要求至少禁食 10 个小时。试验前 30 分钟，要先静脉抽血作血糖测定。试验时成人需要口服葡萄糖 75 克，并于服糖后的 30 分钟、60 分钟、120 分钟和 180 分钟时分别抽取静脉血作血糖测定，同时要搜集试验者的尿标本用于尿糖测定。另外，如果儿童需要进行口服葡萄糖耐量试验，则要严格控制服糖量，一般每千克体重按 1.75 克葡萄糖计算，服糖总量不得超过 75 克。

健康人的葡萄糖耐量试验结果一般为：空腹血糖在 3.9～5.6mmol/L（70～100mg/dl），糖吸收高峰约在服糖后的 30～60 分钟内，且吸收高峰时的血糖水平不超过 9.4mmol/L（170mg/dl），而服糖后 2 小时的血糖水平应能恢复正常范围，3 小时后则能够降低至正常以下的水平，另外尿糖呈现阴性。此外，如果是 50 岁以上的试验者，糖耐量一般会出现生理性降低，糖吸收高峰时的血糖水平会随年龄增长而增加，一般每增长 10 岁，高峰血糖值会增加 0.56mmol/L（10mg/dl）。

葡萄糖耐量试验的诊断标准为：服糖后 2 小时的血糖检测水平大于 11.1mmol/L（200mg/dl）则可以诊断为糖尿病；如果服糖后 2 小时血糖水平小于 11.1mmol/L（200mg/dl）而大于 7.8mmol/L（140mg/dl），则可以诊断为糖耐量减低。

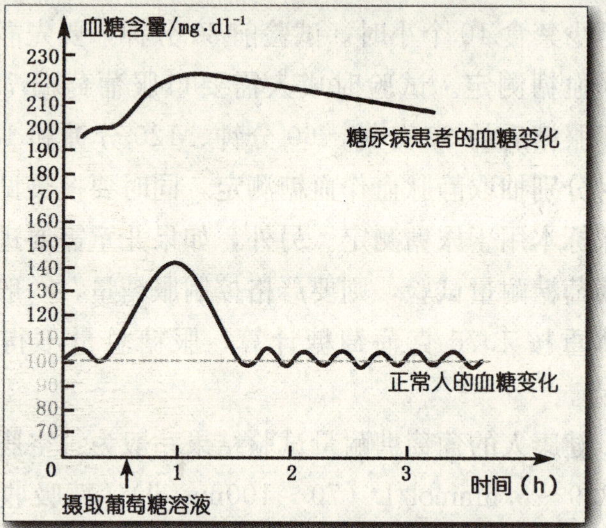

正常人和糖尿病患者血糖变化曲线

三、检测血糖时的注意事项

为保证血糖化验结果的准确性，以免血糖值出现误差而影响准确的诊断和病情监测，故血糖检测对待测者有一定要求。血糖检测包括空腹血糖检测和饭后2小时血糖检测，不同的血糖检测亦有不同的注意事项。

1. 空腹血糖检测　空腹血糖检查的是糖尿病的控制程度，以及患者自身胰岛素的分泌水平。如果检查发现患者清晨的血糖值就比较高，那么表明此患者体内的胰岛素水平已经降低，甚至已经难以平衡清晨的升血糖激素的作用了。因此，进行空腹血糖检测应注意：

（1）必须在清晨进行。空腹血糖检测不仅要求在清晨进行，且空腹血糖检测在上午7～9时进行最为合适，这样能够有力保证空腹血糖检测结果的准确度。

（2）保持空腹状态。空腹血糖检测不仅要求患者在检测前不可进食，而且从前一天晚饭过后直至第二天接受检测的时间内都不能再进食了。

（3）检查前坚持治疗。对于已经开始药物治疗的糖尿病患者而言，空腹血糖检测也是衡量患者前一天晚餐前的用药量是否适宜的重要指标。因而在检测的前一天，患者同样要严格按照医生建议的饮食治疗方案和药物治疗方案进行，如果睡前需要加餐也应按要求进行，这点对于进行胰岛素治疗的患者更加重要。

2. 餐后2小时血糖检测　餐后2小时血糖检测

的目的在于评估患者进食和用药的治疗方案是否合适。这是了解患者糖尿病是否控制得当、治疗是否有效的重要指标。进行餐后 2 小时血糖检测的注意事项：

（1）坚持治疗。进行餐后 2 小时血糖值的检查最重要的一点，就是患者必须按时、按量地服用药物或注射胰岛素，饭量也应该和平时吃饭一样。

（2）准确测定检测时间。所谓饭后 2 小时，并非指吃完饭开始计算的 2 个小时，而是指从吃第一口饭开始计算的 2 个小时。

（3）暂停加餐。对于需要在饭后一个半小时的时候进行加餐的糖尿病患者，应暂停常规加餐，可以等到检测完毕后再吃。

需要提醒的是，血糖检测的目的之一，就是医生要根据检测结果调整患者的用药剂量和饮食治疗方案，因此进行血糖检测的糖尿病患者一定要保证食量和用药剂量与平时一致。如果在检测前患者改变平时的饮食习惯或用药剂量，那么检测出的血糖值就不能说明任何问题。因此，实事求是、规范地进行血糖检测是非常必要的。

四、进行葡萄糖耐量试验的注意事项

葡萄糖耐量试验对于糖尿病的诊断非常重要，尤其是对血糖水平已经高于正常值但又未达到糖尿病确诊标准的人。

为了保证试验结果的准确，在试验前和试验时应注意以下事项：

1. 暂时不宜进行试验的人群　目前正患有某些应激性疾病，如发热、肺炎、心绞痛、急性心肌梗死、脑血管意外伤害、严重外伤或刚进行完手术的患者，不宜马上进行葡萄糖耐量试验，应在病情稳定或痊愈后再进行试验，以保证检测结果的准确。

2. 某些药物对试验会产生不利影响　促肾上腺皮质激素、苯妥英钠、三环类抗抑郁药、酚妥拉明、口服避孕药、异烟肼、吲哚美辛、噻嗪类利尿剂、胰高血糖素、利尿酸钠、呋塞米、二氯甲嗪、可的松、可乐定、氯噻酮、儿茶酚胺、咖啡因、生长激素、醛固酮等都是能升高血糖、影响糖代谢的药物，可影响葡萄糖耐量试验的结果。

3. 须在清晨、空腹进行　葡萄糖耐量试验必须在清晨的7～9时开始进行，因为只有此时检测的血糖水平才是可用于诊断的数值。另外，进行葡萄糖耐量试验前，应保证至少10个小时未进食。

4. 保持情绪稳定　试验前，应尽力避免情绪波动，也不要产生紧张、忧虑等不良情绪，因为心态放松、情绪稳定有助血糖水平的稳定，对于检测结果的准确性很重要。

5. 准确计时进行血液抽取　在服用葡萄糖后，

需要分别在此后的1小时、2小时和3小时的时候进行静脉抽血用以血糖检测。而服糖后的时间计算，应从服第一口葡萄糖开始计时。

另外需要注意的是，对于已有高血糖病史或曾查出有糖耐量异常情况者，需要以100克面粉制作的无糖馒头代替葡萄糖进行糖耐量试验。同时，如果在试验过程中，食用了其他食物、饮料或出现有恶心、呕吐等情况则应立即停止试验。

第二节　糖尿病的临床诊断标准

一、糖尿病的临床诊断标准

糖尿病的典型症状虽然为饮水多、排尿多、进食多、体重减少的“三多一少”症状，但大多数2型糖尿病患者的临床表现却并不明显，且其他疾病也可能出现“三多一少”症状。由于糖尿病的症状表现不具有较强的典型性和独特性，所以在诊断糖尿病时血糖检测结果是主要依据。

1997年美国糖尿病协会（ADA）提出了糖尿病的诊断标准，在1999年10月份我国糖尿病协会亦正式确定采用此标准作为糖尿病的诊断标准。

1999年世界卫生组织（WHO）糖尿病专家委员会制定了糖尿病的最新诊断标准：

（1）糖尿病：①空腹血糖≥7.0mmol/L（126mg/dl）；②口服葡萄糖耐量试验（OGTT）餐后2小时血糖≥11.1mmol/L（200mg/dl）；③随机血糖≥11.1mmol/L（200mg/dl）。符合以上三个条件中的一项并在另一日重复试验证明本次检查无误后就可诊断为糖尿病。

（2）糖耐量减低：空腹血糖<7.0mmol/L（126mg/dl），而口服葡萄糖耐量试验（OGTF）餐后2小时血糖≥7.8mmol/L（140mg/dl）并且<11.1mmol/L（200mg/dl）者。

（3）空腹血糖受损：空腹血糖>6.1mmol/L（110mg/dl）且<7.0mmol/L（126mg/dl），而餐后2小时血糖<7.8mmol/L（140mg/dl）者。

此外，诊断糖尿病时，还需要对肾性糖尿、甲状腺功能亢进症、继发性糖尿等进行排除，对由于药物服用而对糖耐量造成影响的情况也要加以鉴别和排除。

二、不同症状糖尿病的诊断标准

糖尿病主要包括1型糖尿病和2型糖尿病两种类型，而部分糖尿病患者还合并有不同的并发症。针对不同症状表现的患者，诊断标准亦有所不同。

1. 典型症状患者　典型症状患者主要指具有“三多一少”（即排尿多、饮水多、进食多、体重减少）症状的糖尿病患者。这类患者在血糖检测后，如果空腹血糖值≥7.8mmol/L（140mg/dl），饭后2小时血糖值≥11.1mmol/L（200mg/dl），就可以确诊为糖尿病患者。

2. 非典型症状患者　非典型症状的患者，是指不具备典型的“三多一少”糖尿病症状。对于这类患者，单凭空腹血糖检测结果不能直接确诊，其诊断标准为：第一次空腹血糖检测值达到7.8mmol/L（140mg/dl），再次复查后空腹血糖值>7.8mmol/L（140mg/dl）。另外，如果非典型症状患者的空腹血糖值<7.8mmol/L（140mg/dl），但葡萄糖耐量试验的检测值>7.8mmol/L（140mg/dl），则也可以确诊为糖尿病。

3. 并发症患者　并发症患者主要指已经出现了糖尿病并发症症状。但却未被确诊为糖尿病的患者。具体来说，主要是指那些出现糖尿病酮症酸中毒、非酮症高渗性昏迷、没有原因的体重明显下降（尤以肥胖者多见），女性感觉外阴部瘙痒或泌尿系统感染反复发作、多发性皮肤化脓感染、多发性疖肿、痈疽、外伤不易愈合、视力突然减退、视物昏暗、月经不调、饭前低血糖、常有饥饿感、性功能障碍、遗尿等病症的人群。对于这类患者，应及时到医院进行血糖检测，以确定是否患有糖尿病。而一般诊断标准则为空腹血糖值≥7.8mmol/L（140mg/dl），饭后2小时血糖值≥11.1 mmol/L（200 mg/dl）。

4. 疑似型患者　通常情况下空腹血糖值>6.1 mmol/L（110mg/dl），饭后 2 小时血糖值>9.0 mmol/L（162mg/dl），或者尿检测中发现有尿糖阳性，则可以提示为此人属于糖尿病疑似型患者。这类患者还要进行葡萄糖耐量试验或馒头餐试验，来确定是否患有糖尿病。如果葡萄糖耐量试验的检测结果为：服糖后 2 小时血糖水平>11.1mmol/L（200mg/dl），则可以诊断为糖尿病。

表　糖尿病及其他类型高血糖的诊断标准

（WHO 专家委员会报告，1999 年）

诊断	血糖浓度（mmol/L）		
	静脉血浆	静脉全血	毛细血管全血
糖尿病			
空腹和（或）	≥7.0	≥6.1	≥6.1
服糖后 2 小时	≥11.1	≥10.0	≥11.0
糖耐量减低			
空腹（如检测）和	<7.0	<6.1	<6.1
服糖后 2 小时	7.8～11.0	6.7～9.9	7.8～11.0
空腹血糖调节受损			
空腹和（或）	6.1～6.9★	5.6～6.0	5.6～6.0
服糖后 2 小时(如检测)	<7.8	<6.7	<7.8

注：mmoL/L 转换为 mg/dL 的换算系数为 18.0；

★表示 2003 年 11 月国际糖尿病专家委员会建议将空腹血糖调节受损的界限值修订为 5.6～6.9mmoL/L。

（引自：叶任高主编．内科学．6 版．北京：人民卫生出版社．2004：797－798）

第三节　糖尿病的自我监测

一、糖尿病患者为什么要坚持自我监测？

糖尿病监测是对糖尿病的病情发展变化和治疗效果进行检查和监控，通过合理而有效的监测，可了解患者当前的病情控制状态，及时调整治疗方案，促使患者尽早达到理想的控制目标，及早发现、预防和治疗急性及慢性并发症，使患者保持较高的生活质量。

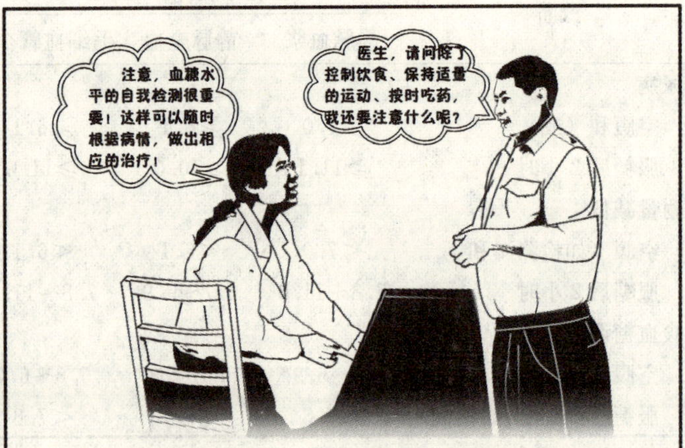
注意，血糖水平的自我检测很重要！这样可以随时根据病情，做出相应的治疗！
医生，请问除了控制饮食、保持适量的运动、按时吃药，我还要注意什么呢？

自我检测

二、糖尿病患者如何进行自我监测？

糖尿病监测的方法有：①自我监测。目前糖尿病仍是一种终身性疾病，故患者的自我监测是一种最方便、最可靠的方法。患者应该了解糖尿病的各项监测内容和理想控制目标，基本掌握血糖和尿糖的测试技术，在监测的过程中，要注意影响测试结果的各种因素，防止判断错误。②院内监测。不具有自我监测知识，没有能力配备血糖仪或其他检查仪器及病情较重的患者，应定期到医院进行相关检查，请医生根据患者的检测结果、症状及体征，调整治疗方案或给予院外治疗指导，使患者的各项指标达到理想水平。

三、糖尿病患者自我监测的内容及建议控制标准

1. 糖尿病患者监测的内容有：①血糖　空腹血糖、餐后 2 小时血糖、特殊时点血糖（晚 10 时、凌晨 3 时）；②糖化血红蛋白；③血脂　总胆固醇、甘油三酯、高密度脂蛋白胆固醇、低密度脂蛋白胆固醇；④血压　晨起血压、午后血压、晚上血压；⑤体重；⑥尿糖；⑦尿蛋白；⑧肾功能。

2. 糖尿病患者如何进行自我监测：

（1）自测血糖　如条件许可，可根据病情需要，经常用快速血糖仪测定手指血糖。

（2）相关生化检查　每3个月需检查一次空腹静脉血糖，一次糖化血红蛋白。一年至少查一次血脂、尿蛋白、肾功能等，以便及早发现血管病变。

（3）定期体检　测量血压，检查眼底、心电图、彩超、肌电图、心脏大小、皮肤触觉等。

（4）临床症状和体征　“三多一少”（多饮、多食、多尿和体重减轻）的症状减轻或消失，提示病情在逐步得到控制。反之，说明病情可能加重，应及时就诊。当患者出现心慌、饥饿感、头昏、出冷汗等症状时，说明出现低血糖，应尽快进食糖水、饼干、面包等，如果经常发生低血糖现象，应考虑调整用药。

3. 糖尿病患者血糖控制指标的标准：

糖尿病患者血糖控制标准的建议

（1986年ADA提出的建议）

监测内容	来源	血糖值（mmol/L）			
		良好	可接收	尚可	不良
空腹血糖	血清	≤6.4	≤7.8	≤11.1	＞11.1
	毛细血管	≤5.6	≤6.7	≤9.4	＞9.4
餐后2小时血糖	血清	≤7.8	≤9.7	≤13.1	＞13.1
	毛细血管	≤6.7	≤8.3	≤11.1	＞11.1
糖化血红蛋白	静脉全血	≤6%	≤8%	≤10%	＞10%

注：mmoL/L转换为mg/dL的换算系数为18.0。

我国近几年建议的糖尿病人血糖控制要求

监测内容	人群	血糖值（mmoL/L）		
		良好	可接收	不良
空腹血糖	一般	4.4～6.1	≤7.0	>7.0
	老年人	6.4～8.0	≤9.0	>9.0
餐后2小时血糖	一般	4.4～8.0	≤10.0	>10.0
	老年人	6.4～10.0	≤12.0	>12.0
糖化血红蛋白	一般	≤6.5%	6.5～7.5%	>7.5%
	老年人	≤7.5%	7.5～8.5%	>8.5%

注：mmoL/L转换为mg/dL的换算系数为18.0；此结果为静脉血浆或静脉全血的结果。

糖尿病患者其他检测项目建议控制标准

监测内容	良好	可接收	不良
血压(mmHg)	<130/80	130/80～160/95	>160/95
体质指数：男(kg/m^2)	<25	<27	≥27
女(kg/m^2)	<24	<26	≥26
总胆固醇(mmol/L)	<4.5	4.5～6.0	≥6.0
高密度脂蛋白胆固醇(mmol/L)	>1.1	0.9～1.1	<0.9
甘油三酯(mmol/L)	<1.5	1.5～2.2	≥2.2
低密度脂蛋白胆固醇(mmol/L)	<2.5	2.5～4.4	≥4.5

注：此结果为空腹血清的结果。

四、糖尿病患者经常监测血糖的必要性

糖尿病患者仅凭自己的感觉好坏不能确定血糖的

高低，因为有的患者血糖高时仍然可以自我感觉良好，而长期处于高血糖状态下，心、脑、肾、眼等各种严重并发症的危险将大大增加，认真规律地按要求监测自己的血糖，就能详细地了解和掌握自己的饮食、运动和药物治疗的效果，及时改变和修正治疗方案，更有效地控制糖尿病。很多实践表明，那些血糖控制达到理想水平的糖尿病患者，并发症发生得晚，生活质量得到明显改善。

第四章　糖尿病的综合疗法

第一节　糖尿病综合治疗的观念

糖尿病要重视综合治疗

糖尿病作为一种全身性慢性代谢类疾病，它的治疗仅依靠药物治疗是远远不够的，更不是只要使用大量昂贵的降糖药物就可以达到有效治疗的目的。真正科学、合理的糖尿病治疗需要多方面同时进行，其中既包括有效的药物治疗，也包括饮食治疗、运动治疗、心理治疗及有力的病情监测。

具体来说，糖尿病的综合治疗内容主要包括：

1. 了解糖尿病知识　患者首先需要了解的知识是，糖尿病无法根治，但可以控制。只要及时治疗、坚持治疗，保证科学合理的综合治疗方案，并严格遵守医生制定的治疗方案，就可以稳定控制糖尿病的病情。

2. 保持心态稳定　有些糖尿病患者，在得知确诊为糖尿病后，心理负担陡然加重，甚至出现焦虑、抑郁、悲观、绝望等不良情绪。其实，糖尿病是完全

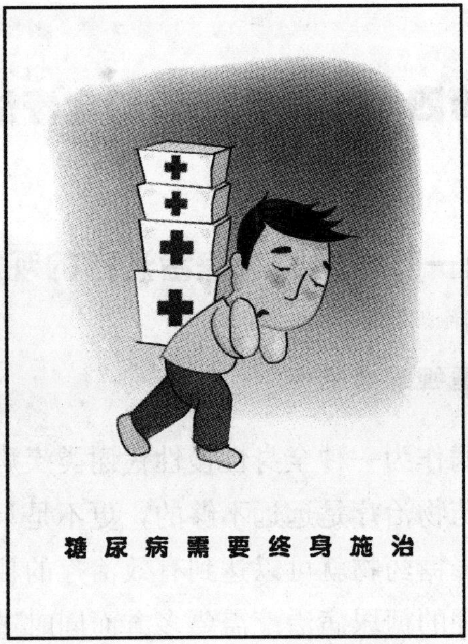

可以控制稳定的。只要病情控制稳定，患者的生活质量和工作就不会受到什么影响，因而患者应尽量放松心情，以平和、乐观的心态对待疾病。

3. 加强病情监控　想要将糖尿病控制稳定，及时监控血糖水平是非常必要的。

4. 坚持饮食、运动治疗　在糖尿病的综合治疗中，饮食治疗、运动治疗、药物治疗三者缺一不可。患者不仅要坚持这三方面治疗，更要注意调节好这三方面的关系。如果饮食治疗允许的进食量较少，而运动量较大，那么就应该相应地减少降糖药物的使用剂量，以免发生低血糖并发症；但如果饮食量较大，那么就应该相应加大运动量或适当增加降糖药剂量，以确保血糖水平稳定。

第二节　糖尿病的常规口服药物治疗

一、磺脲类降糖药物

在各类口服降糖药物中，磺脲类降糖药物是最为常见且使用范围最广的降血糖药物。磺脲类降糖药物通过选择性地作用于胰腺β细胞，来刺激胰岛素的分泌、抑制胰高糖素的分泌、减少肝糖输出，以发挥降糖作用。临床常用的磺脲类降糖药物包括格列本脲、格列波脲、格列齐特、格列吡嗪、优达灵、格列喹酮、D860（甲苯磺丁脲）等。这些药物的降血糖作用强度不一，作用持续的时间也不完全相同，但它们的作用原理和服用时的注意事项是大致相同的。

二、双胍类降糖药物

应用双胍类降糖药物治疗糖尿病，既可以单独应用，也可以与磺脲类降糖药物或胰岛素一同应用。如果将双胍类降糖药物与胰岛素同时应用，还可以起到减少胰岛素用量的作用。双胍类降糖药物对于健康人不会起到任何降糖效果，只可用于糖尿病患者的降血糖之用，且一般不会造成患者出现低血糖症状。

双胍类降糖药物是通过增强人体对葡萄糖的利用、延缓肠道对葡萄糖的吸收速度来达到治疗目的的，它能够有效地起到降低血糖、抑制肝糖异生、促进胰岛素与受体结合、提高胰岛素敏感性等作用。双胍类降血糖药物在糖尿病的治疗中应用较为广泛，既可用于1型糖尿病的治疗，也可用于2型糖尿病；另外，双胍降糖药物对于肥胖型糖尿病患者尤其适宜，可作为治疗首选药物；而单纯性肥胖者或糖耐量减低者也可使用双胍类降糖药物来加强对葡萄糖耐受性。常用的双胍类降糖药物主要有二甲双胍和苯乙双胍。

三、α-糖苷酶抑制剂

α-糖苷酶抑制剂可竞争性和可逆性地抑制小肠刷状缘上的各种α-糖苷酶，延缓和减少肠道对淀粉和果糖的吸收，降低餐后高血糖。此类降糖药物旨在延缓肠道对糖类的吸收，不会增加胰岛素的分泌，只会降低餐后血糖而对降低空腹血糖无作用，即使在禁食状态下若单独服用该类药物也不会降低血糖。临床上这类药物常与磺脲类、双胍类药物或胰岛素联合应用以较好地控制血糖。而2型糖尿病中空腹血糖正常但餐后血糖明显升高的患者，尤其适宜服用α-糖苷酶抑制剂。常用的药物有拜唐苹（阿卡波糖）和倍欣（伏格列波糖）。

四、噻唑烷二酮类

噻唑烷二酮类药物又称胰岛素增敏剂。它的作用机制较为复杂，主要通过激活过氧化物酶体增殖物活化受体 γ（PPARγ），使参与葡萄糖代谢的葡萄糖转运蛋白水平升高，进而提高胰岛素和胰岛素受体结合的能力，增加组织细胞对葡萄糖的摄取利用，而达到降低血糖的目的。该药并不增加胰岛素分泌，却能通过增加外周组织对胰岛素的敏感性，从而改善胰岛素抵抗并且降低血糖。常用药物有文迪雅（罗格列酮）和艾汀（吡格列酮）。

五、糖尿病患者服用降糖药物的原则

糖尿病患者在应用降糖药物时应遵循以下原则。

1. 不要盲目开始降糖药物治疗　糖尿病并非在确诊后就要立即开始药物治疗，大多数患者都最好先进行1～3个月的饮食治疗和运动治疗。对于2型糖尿病患者来说，只要血糖水平能够维持在200～300mg/dl的范围内，且临床没有显著的糖尿病症状，就可以先通过饮食治疗和运动治疗来尝试保持血糖水平的稳定。有些糖尿病患者通过单纯饮食和运动治疗，就能够将血糖维持在理想水平达数年之久。另外，在患病初期没有必要使用降糖药物的时候，如果擅自服用降血糖药物，还可能造成低血糖、全身无力等情况的出现。

因此只要血糖能控制在满意水平，就不要过早开始使用降血糖药物。

2. 选用适合病情的降糖药物　选用降糖药物的基本原则是：体重正常或轻度消瘦的糖尿病患者，适用于磺脲类降糖药物；肥胖型患者则首选双胍类降糖药物。如果体重正常或消瘦型糖尿病患者使用了双胍类降糖药物，很可能出现低血糖、全身乏力、体重继续减轻等情况；而如果肥胖型患者应用了磺脲类降糖药物，不仅血糖水平难达理想状态，而且还有可能出现体重反而增加的情况。

3. 严格控制用药剂量　降糖药物的用药剂量需要由医生进行调节，一般在开始治疗时都应从小剂量开始使用，随病情的变化再做调整。

第三节　糖尿病的胰岛素注射治疗

一、胰岛素治疗糖尿病的优点

胰岛素对于糖尿病的治疗相当重要，尤其对于一些病情较重或药物治疗无效的患者来说，应用胰岛素达到控制血糖水平的作用非常有效。应用胰岛素治疗糖尿病的优点主要有以下几方面。

1. 胰岛素具有显著的降血糖作用，能够有效促进人体对葡萄糖的利用，从而可减少血液中的葡萄糖水平。无论多高的血糖水平都可通过胰岛素治疗得以降低。

2. 胰岛素对蛋白质、脂肪的合成有一定帮助，从而有助于糖原在肝脏和肌肉中的储存，这也是对葡萄糖的一种利用方式。

3. 胰岛素还能够起到平衡人体内水分、脂肪、蛋白质、糖类、电解质，从而达到增强患者体质、提高抗病能力、减少各种应激性并发症的作用。

4. 使用胰岛素治疗不但不会损害患者自身的胰岛素分泌功能，反而可以缓解高血糖副作用所带来的不良影响。此外，只要患者的血糖恢复到了理想水平且状态稳定，还可以逐渐减少胰岛素用量。

5. 相比于口服降血糖药物，胰岛素不会对患者的胃肠、肝脏、肾脏等脏器的功能带来负面影响。

6. 胰岛素治疗对糖尿病慢性并发症的防治有较大帮助。对糖尿病合并高脂血症患者进行胰岛素治疗，能够降低甘油三酯、低密度脂蛋白的水平，从而有助于血脂恢复正常。

7. 胰岛素还能够促进小动脉平滑肌增生，增加人体细胞内钙离子的浓度，提高心肌收缩力，发挥稳定血压的作用。

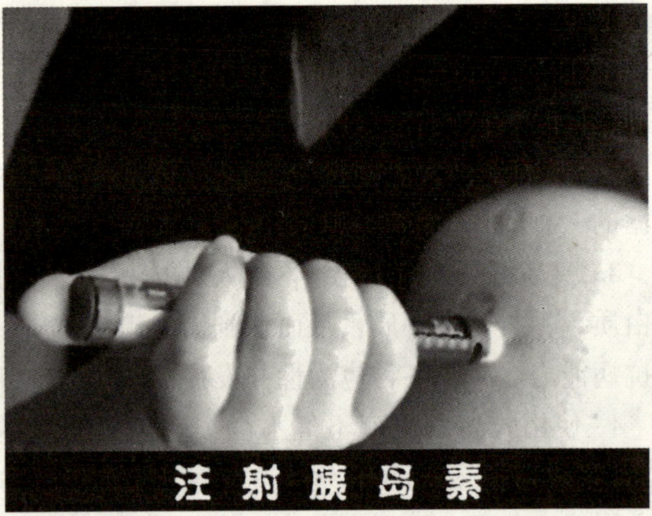

二、可选择胰岛素进行治疗的患者

虽然应用胰岛素对治疗糖尿病很有好处，但并非所有糖尿病患者都适合这种治疗方法。具体说，胰岛素治疗主要适宜以下几类患者。

1. 1型糖尿病患者　1型糖尿病患者往往需要终生进行胰岛素治疗，因为1型糖尿病患者的胰腺所具有的分泌胰岛素的功能已经遭受了严重的破坏，无法正常分泌胰岛素用以平衡血糖，因而1型糖尿病患者需要通过注射胰岛素进行替补治疗。

2. 部分2型糖尿病患者　胰岛素治疗的2型糖尿病患者包括：

（1）口服降血糖药物失效或增加剂量后仍不见效

的 2 型糖尿病患者，应及时改用胰岛素治疗。

（2）伴有显著的消瘦、肝功能不全、肾功能减退、消化性溃疡、胃肠功能失调、结核病、性功能障碍、肢端坏疽、外阴瘙痒、外阴炎、龟头炎等病症的 2 型糖尿病患者，应进行胰岛素治疗，可显著改善患者的营养状况、降低肝脏和肾脏损害、促进肢端坏疽伤口愈合、缓解末梢神经疼痛等作用。

（3）合并有酮症酸中毒、非酮症高渗性昏迷、严重的急性感染等急性并发症或患有心绞痛、急性心肌梗死、脑梗死、严重外伤等应激性疾病的 2 型糖尿病患者必须接受胰岛素治疗。

3. 继发性糖尿病患者　坏死性胰腺炎、胰腺脓肿、胰腺肿瘤以及进行过胰岛切除手术的患者，容易出现继发性糖尿病，而且由于胰腺被严重破坏还会造成胰岛素分泌严重缺乏，需要外源性胰岛素进行替补治疗。另外，对由于库欣综合征、肢端肥大症、甲亢等内分泌疾病所造成的继发性糖尿病也需要进行胰岛素治疗。

4. 非糖尿病患者　胰岛素治疗还可以用于某些非糖尿病患者的治疗中。例如，有些患者在治疗中需要大量注射葡萄糖液，此时在葡萄糖液中加入小剂量的胰岛素，能够起到充分调节葡萄糖的作用。此外，如果老年患者需要输入葡萄糖液，即便剂量不大，也可能由于老年人的葡萄糖耐受性降低而造成血糖升高，因而配合使用小剂量的胰岛素也是必要的。

三、常用胰岛素的分类

目前，用于临床治疗的胰岛素类型主要有速效型胰岛素、中效型胰岛素、长效型胰岛素、合成胰岛素和预混型胰岛素。

1. 速效型胰岛素　速效型胰岛素的国际通用标志为“R”。速效型胰岛素起效迅速，但维持时间较短，因而需要每日多次注射才能保持血糖稳定。其最大优势在于可以随时调整患者的胰岛素使用剂量，且能够有效控制患者的饭后血糖水平。

2. 中效型胰岛素　中效型胰岛素（低鱼精蛋白锌胰岛素 NPH）的国际通用标志为“N”。中效型胰岛素只能采用皮下注射的方式，它的起效时间大约为 2 小时，因而临床上经常将它与小剂量的速效型胰岛素联合使用，以提前起效时间。中效型胰岛素和速效型胰岛素在联合使用时的剂量比例为 2∶1、3∶1 或 4∶1。

3. 长效型胰岛素　长效型胰岛素即鱼精蛋白锌胰岛素（PZI）。作用持续时间相当长久，一般能达到 24～36 个小时。使用长效型胰岛素可以减少注射次数，若将其与速效型胰岛素联合使用，则能够达到理想的降血糖作用。长效型胰岛素只适用于皮下注射，它起效较慢，因而不适宜突发性高血糖患者以及有应激疾病的糖尿病患者。长效型胰岛素与速效型胰岛素联合使用时的混合比例通常为1：2，1：3或1：4。

4. 合成胰岛素　合成胰岛素主要包括半合成人胰岛素和基因工程人胰岛素。合成胰岛素与人体分泌的胰岛素在氨基酸的排列上完全一致，且药物纯度相当高，是目前最为纯净的药用胰岛素。

5. 预混型胰岛素　预混型胰岛素是指以速效型胰岛素和中效型胰岛素相混合后的胰岛素制剂。预混型制剂中，加入了适量的稳定剂，既能避免自混时的麻烦，又具有稳定药理作用且剂量的匹配也很准确。预混型胰岛素是根据混入的速效型胰岛素的比例来命名的：混入10％速效型胰岛素的预混型胰岛素称为10R，混入20％速效型胰岛素的预混型胰岛素则为20R，依此类推。

四、胰岛素的使用方式

胰岛素的注射方式主要有静脉注射、皮下注射、肌肉注射和胰岛素泵的持续注入四种方式：

1. 静脉注射　静脉注射应用于糖尿病的治疗时，只适用于速效型可溶性胰岛素的使用。静脉注射的常用方法有：

（1）小剂量持续静脉注射法。

（2）小剂量静脉加强治疗。

（3）葡萄糖胰岛素液注射。这种方法在糖尿病的临床治疗中非常常见，方法是：将胰岛素以一定的比例加入到葡萄糖液中，匹配成葡萄糖胰岛素液并对患者进行静脉注射。常用的胰岛素和葡萄糖的匹配比例为：1∶2、1∶3、1∶4和1∶5。

2. 皮下注射　除速效型胰岛素外，应用其他类型的胰岛素治疗糖尿病均应采用皮下注射方法。皮下注射主要用于每日3餐前进行的胰岛素注射，目的在于补充患者体内缺乏的胰岛素数量，以起到抑制饭后血糖升高的作用。

3. 肌肉注射　除了静脉注射和皮下注射外，胰岛素还可以采用肌肉注射的方法进行。优点在于吸收快，降血糖作用起效快。但患者是否适宜进行肌肉注射必须由医生来决定，而且肌肉注射必须由医护人员完成。

4. 胰岛素泵持续注入　在皮下预埋一个胰岛素泵，能模拟人体胰岛素分泌的生理模式，24小时持续皮下注入胰岛素，可以随时调整剂量。很方便，实用，但价格较贵，还没有普及推广。

五、如何确定胰岛素注射次数

胰岛素的注射次数以能够将血糖调节至理想水平为根据。除速效型胰岛素外，无论使用哪种类型的胰岛素治疗，都应在每日3餐前进行，从而可有效调节患者的饭后血糖水平。根据病情需要，还可以在晚上入睡前再进行一次速效型胰岛素的注射，或在晚餐前或入睡前增加一次中效型或长效型的胰岛素注射来作为基础治疗。

但是，如果患者的病情比较稳定，则可以将多次胰岛素注射改为每日注射 2 次的方法，即：根据病情将速效型胰岛素与中效型胰岛素或长效型胰岛素混合，并在每日的早饭前、晚饭前分别注射 1 次混合型胰岛素。

应用预混型胰岛素时，一般早饭前的使用剂量应为全天所需量的 2/3，晚饭前的使用剂量则应是全天所需量的 1/3。另外，根据患者血糖的变化，可以随时调整胰岛素的使用量，但最好在医生的建议下进行。

六、如何计算胰岛素初始剂量

1. 根据血糖水平计算　计算公式是：

每日胰岛素使用总剂量（单位）＝[血糖(mg/dl)－100]×体重（kg）/1000

2. 根据体重计算

1 型糖尿病患者计算胰岛素初始剂量的公式是：

每日胰岛素使用总剂量（单位）＝体重（kg）×(0.5～1.0)（根据患者血糖水平的高低程度）。

2 型糖尿病患者计算胰岛素初始剂量的公式是：

每日胰岛素使用总量（单位）＝体重（kg）×

(0.2～0.8)。

例如：一个体重 70kg 的糖尿病患者，血糖为 16.7mmol/L（＜300mg/dl），那么理想的胰岛素剂量应该在 0.3 单位/千克体重左右。根据公式计算，此患者的每日胰岛素使用总剂量应该为：0.3×70 = 21 单位。

3. 根据尿糖加号计算　这已经是一种比较古老的计算方法了。通常，患有酮症酸中毒、感染或应激性疾病等糖尿病急症的患者，可采用这种方法。一般来讲，一个尿糖加号需要使用 3～4 单位的胰岛素。例如，尿糖加号为 4 个加号（“＋＋＋＋”）的糖尿病患者，应使用 12～16 个单位的胰岛素。另外，如果患者检查出尿中有酮体，那么胰岛素的使用剂量还需要作相应的增加。例如，如果是尿糖加号为 4 个加号（“＋＋＋＋”）、尿酮体呈阳性的糖尿病患者，则应使用 15～18 个单位的胰岛素。

七、如何调整胰岛素注射量

胰岛素的注射剂量一般每 3～4 天调整 1 次比较合适，患者不能随意调整。尤其是老年糖尿病患者，更不能急于调整注射剂量，应该在观察 5～7 天后确定病情已经稳定时，才可作出相应调整。如果胰岛素的注射剂量增加得过于频繁或剂量过大，很可能造成患者的血糖水平在短时间内大幅下降，容易发生严重的低血糖反应，这种情况是相当危险的。

胰岛素的调整要讲究方法。首先，增加的胰岛素剂量不宜过大，通常每日增加的剂量为 4～6 单位，最多不能超过 8～10 单位。同时，胰岛素剂量的调整最好分段进行。例如，先将早饭前的胰岛素剂量调整好，如果剂量能够理想控制早饭后的血糖水平，那么午饭前的胰岛素剂量一般就不用再作调整了或者可以只作小幅度的调整。另外，如果患者的清晨空腹血糖通常较高，那么可以适当调整晚饭前的胰岛素使用剂量。

需要提醒的是，如果患者将早、中、晚三个时段的胰岛素剂量同时增大，则会造成早饭前治疗剂量不足、午饭后治疗剂量却偏大的后果，这样一来，患者的全天血糖水平就很难达到理想状态。

此外，对于以前使用动物胰岛素现在改用高纯度胰岛素治疗的患者，更要注意减少胰岛素的使用剂量。因为，注射胰岛素的剂量越多，患者体内的胰岛素抗体就越多，改用高纯度胰岛素后，可减少患者体内的胰岛素抗体，同时又能提高胰岛素的敏感度，因此若继续使用原剂量，就会造成患者出现不同程度的低血糖反应。

八、应用胰岛素治疗 2 型糖尿病的利与弊

有利因素：①有利于降低空腹及餐后高血糖；

②减少肝葡萄糖输出量，减轻肝糖原异生和分解；③改善进餐或葡萄糖刺激后胰岛素的分泌反应；④改善外周组织胰岛素的敏感性；⑤改善葡萄糖的氧化与贮存；⑥改善脂代谢异常，防止动脉粥样硬化；⑦减轻蛋白质及脂蛋白的非酶糖化。

不利因素：①增加体重，促进食欲，对肥胖患者不利；②加重高胰岛素血症；③引起水、钠潴留，造成水肿；④引发低血糖。

第五章 糖尿病的中医疗法

第一节 中医如何认识糖尿病

一、中医如何认识糖尿病

在中医范畴内，糖尿病被称之为消渴病。消渴是包括饮水多、排尿多、进食多、形体消瘦等症状在内的一系列病症的总称。消渴症的主要表现为阴虚热燥、精液亏损等，治疗时主要以滋阴补虚、清热润燥、补肾填精为原则，同时还需运用辨证施治的方法进行选择性治疗。中医认为，引发消渴的原因与饮食不节、情志失调、五脏亏虚等因素有很大关系。

根据消渴症的不同特征，可将糖尿病分为三种类型：以饮水多为主的“上消”；以进食多为主的“中消”；以排尿多为主的“下消”。任何类型消渴症的发生，都与五脏亏虚有密切关系。而不同的消渴病证型，所表现的不适症状和致病原因亦体现在不同的脏腑。

1. “上消” “上消”又称为肺燥津伤型，与肺燥、津液损伤有直接关系。临床表现以口干舌燥、烦渴、饮水多、尿频、舌红、舌苔黄薄、脉洪数等为主要症状，治疗时以清热润肺、生津止渴为原则。

2.“中消”“中消”又称为胃热亢盛型，以胃热亢盛为主要原因。临床表现以难有饱腹感、进食多、消瘦、大便秘结、舌苔黄燥等为主要症状。治疗时以清胃泻火、滋阴生津为原则。

3.“下消”“下消”型消渴病包括两种类型：①肾阴不足型，临床表现以尿频、排尿多、尿色浑浊、尿中有甜味、大便秘结、口舌干燥、红舌、脉象细弱等为主要症状，治疗时以滋阴补肾为原则。②阴阳双虚型，临床表现以尿频（严重时出现每饮水一次就小便一次的情况）、尿色浑浊如脂膏、腰膝酸软、阳痿、面色发黑、耳轮焦干、舌苔淡白、脉沉、脉细无力等为主要症状，治疗时强调温阳补虚、补肾固精。

清代著名的医学家费伯雄对消渴病的症状和治疗作了如下详细叙述：“上消者，当于大队清润中，佐以渗湿化痰之品，盖火盛则痰燥，其消烁之力，皆痰为之助虐也，逢源饮主之中消者，痰入胃中与火相乘，为力更猛，食入即腐，易于消烁，清阳明之热，润燥化痰，除烦养胃汤主之；下消者，肾病也，急宜培养真阴少参以清利，乌龙汤主之。”

二、中医如何分析糖尿病的病因

中医认为，糖尿病的发生与饮食、情志因素有极大关系。饮食不节、情志不调又会造成人体体质欠佳，具体说来，糖尿病的发生与以下因素有关：

1. 胃热伤津　《丹溪心法·消渴》中说：“于是炎火上熏，腑脏生热，燥热炽盛，津液干焦，渴饮水浆，而不能自禁。”长期大量食用肥甘厚腻、高胆固醇、高脂肪、高蛋白、高热量、高糖分食物以及辛辣刺激性食物等不良饮食习惯容易造成脾胃受损而运化功能失调，以致食物无法消化而积滞于胃中，从而形成胃热。胃热亢盛郁积又可造成津液受损，五脏六腑便会因为缺乏津液濡养，而造成“消渴”发生。

2. 火郁伤阴　中医常谓“怒火伤肝”。中医典籍《刘河间·三消论》对此有明确阐述：“消渴者，……耗乱精神，过违其度，而燥热郁盛之所成也。”火郁伤阴的发生，与精神紧张、心理失衡、遭受精神刺激等因素有主要关系。不良情绪的发生会在不同程度上，造成肝脏气机郁结，进而会转化为肝火，长期发展，肝火便不断积升。肝火郁结不仅会上损胃液，下伤肾液，还会造成郁火上炎、津液下泄，从而便会形成饮水多、排尿多、进食多的消渴之症。另一方面，不良情绪还会造成心气郁结，使心火上升，心脾精血不足、肾阴亏虚、心火不济而诱发消渴症。

3. 五脏虚损　五脏虚损尤其是肾脏虚损，更会由于人体精气之大伤而发生消渴。无论是先天禀赋不足而造成的五脏羸弱，还是因为后天有失调养而造成五脏亏虚、气血不足，都造成人体精气虚损、津液不足，继而可引发消渴。

4. 肾精不足　著名中医著作《千金方·消渴》中讲："盛壮之时，不自慎惜，快情纵欲，极意房中，稍至年长，肾气虚竭，此皆由房事不节之所致也"。肾精不足的原因多与劳累过度、房事不节等因素有关。肾精不足与消渴症的发生有密切关系，肾精不足会造成人体内生虚火，继而火盛而损耗津液，以致出现肾虚、肺热、胃燥，由此可造成消渴发生。

5. 服食温燥之物过多　温燥食物（如不适当地经常大量服用壮阳药），会造成人体内生燥火，一方面会加重胃燥之证，另一方面会损耗人体津液、阴气，久而久之还可造成脏腑虚损，由此便可诱发消渴。另一方面，也会由于阳气过盛，耗伤阴液，而出现消渴症状。

第二节　糖尿病的中医辨证分型和辨证施治

一、中医如何对糖尿病进行辨证分型

中医治疗疾病，是以辨证施治为原则。诊治疾病

前，先辨证分型，再决定适宜的治疗手段和药物。中医在治疗糖尿病时，常辨证地将糖尿病分为以下几个类型。

1. 脾胃气虚型　脾胃气虚一方面与饮食不节等因素有关，另一方面，也与治疗方法不当或长期服用性苦、寒的药物过多等因素造成脾胃受损而运化功能失调等原因有关。以饮水多、进食过多或过少、口渴、大便稀薄、精神不振、神疲力乏、舌苔淡白、舌苔干燥、脉象细弱无力等为主要症状。

2. 肝肾阴虚型　消渴症的显著表现是：排尿多，与肝肾阴虚、疏泄过度使得津液直至膀胱有极大关系。随着尿液的排泄，人体内的其他物质也会随尿液一同排出，出现常见的尿色浑浊、尿带甜味等现象。以排尿多、尿频、尿色浑浊如脂膏、尿有甜味、腰膝酸软、头晕、耳鸣、遗精、红舌、苔少等为主要症状表现。肝肾阴虚型患者，其体内的阴液和精血损耗较大，应加紧治疗，防止病情延误。

3. 肺热胃燥型　肺热胃燥与饮食不节有很大关系，过多食物大量积滞于胃中难被消化，使胃火上升，胃火上亢便会造成肺热胃燥，继而还会造成津液受损。以烦渴、饮水多、容易饥饿、进食多、尿频、尿色浑黄、形体消瘦、红舌、苔少等为主要症状。

4. 肠燥津枯型　肠燥津枯型消渴的发生与热邪亢盛、伤及津液有很大关系，可造成大便秘结等症状表现。肠燥津枯型患者以进食多、易有饥饿感、口渴、津液亏损、舌红、苔燥、大便秘结等为主要症状。肠燥津枯如果继续发展，则会造成肝肾阴虚。

5. 阴阳俱虚型　人体的阴阳两气是相辅相成的，阴气受损必然会伤及阳气，因而在热燥伤阴的同时，阳气亦会出现亏虚情况，继而形成阴阳俱虚型消渴。阴阳俱虚型患者以尿频、尿色浑浊如脂膏、手足心热、口干舌燥、咽喉干燥、面色发黑、耳轮干枯、腰膝酸软、四肢乏力、怕冷、舌苔色白等为主要症状。

6. 湿热中阻型　湿热中阻型常见于发病时间较长的患者，它的发生与消渴症症状持续过久、脾气虚弱、湿热内生有很大关系，湿热出现后郁结于脾胃，即会形成湿热中阻。湿热中阻型患者多以饮水多、常有饥饿感、进食多、脘腹闷胀、舌苔黄腻等为主要症状。

二、中医如何对糖尿病进行辨证施治

在完成了辨证分型后，就可以对证施治了。不同证型的患者，需对证给予不同的治疗法则和药物。不仅可保证用药安全，更能达到理想的治疗效果。

1. 脾胃气虚型　脾胃气虚型消渴症的治疗主要以健脾益气、生津止渴为主，推荐方剂为七味白术散。七味白术散的组成成分为：葛根、木香、藿香、人参、茯苓、白术、甘草。另外，脾气虚弱型患者也可用参苓白术散和升阳益胃汤。参苓白术散的组成、功用与七味白术散大致相同。升阳益胃汤则运用了人参、黄芪、白术、茯苓、甘草、半夏、陈皮、泽泻、白芍等多种药材，这些药材具有健脾补气、生津止渴、升清除湿等功效。

2. 肝肾阴虚型　肝肾阴虚型消渴症的治疗主要以补肾益精、柔肝明目、补血润燥、生津止渴为主，推荐方剂为六味地黄丸。六味地黄丸的组成成分为：熟地黄、山茱萸、山药、茯苓、泽泻、牡丹皮，六味合用可补而不滞、降泄而扶正。如果患者还有阴虚实热等证，可以在本方的基础上加用知母、黄柏，起到滋阴去火的效用。此外，服用六味地黄丸的同时加以生地黄还能够达到滋阴的功效。

3. 肺热胃燥型　肺胃热燥型消渴症的治疗主要以清热解毒、生津止渴为主，推荐方剂为白虎人参汤。白虎人参汤的组成成分包括石膏、知母、人参、甘草等。

4. 肠燥津枯型　肠燥津枯型消渴症的治疗主要以滋阴生津、润肠通便为主，推荐方剂为增液承气汤。增液承气汤可通过生津、润燥的效果，起到通便行水的作用。尤其对于饮食不节所造成内生热燥的消渴症患者，服用本方可祛除胃火达到改善消渴症状的效用。

5. 阴阳俱虚型　阴阳俱虚型消渴症的治疗主要

以温阳补肾、滋阴生津为主，推荐方剂为金匮肾气丸。金匮肾气丸是在六味地黄丸的基础上，又加用附子和桂枝组成的，其功效较为和缓，着重补气，服用后不会造成实热证。

6. 湿热中阻型　湿热中阻型消渴症的治疗主要以清热去火、清泄化湿为主，推荐方剂为黄芩滑石汤。黄芩滑石汤能够通过清热、燥湿之效达到缓解消渴症患者的湿热中阻症状。另外，还可酌情使用二妙散和丹溪越鞠丸二种方剂药。

三、常用的具有降糖功效的中草药

研究发现，许多中草药都具有降血糖作用，它们采集于天然成分，既能有效降低血糖，又能最大限度地保证用药安全性。向读者介绍几种常用的具有降糖功效的中草药：

1. 黄精：又叫鸡头参，黄鸡菜，山姜。性平，味甘，有补中益气，滋补强壮，健骨强筋，降血糖，降血压的功效。适宜于气血不足，贫血，病后体虚，神志衰弱，目暗，精神萎靡，腿脚软弱无力之人食用；适用宜于糖尿病、高血压病人食用。近代药理证实，黄精能抑制尿糖和血糖，还能降血压，防止动脉粥样硬化和脂肪肝的形成，还能促进人体合成免疫球蛋白，提高人体免疫力。

2. 黄芪：又叫独根，箭芪。性微温，味甘。有补虚，补中益气、壮脾胃，止汗的功效。适宜于气血不足，气短乏力，自汗多汗之人食用；适宜于慢性溃疡，久不收敛，以及老烂腿者食用；适宜于慢性肾炎，慢性肝炎和糖尿病患者食用。黄芪能扩张血管，改善皮肤血液循环和营养状况，故对慢性溃疡久不愈合者有效。还能消除肾炎的蛋白尿，保护肝脏，防止肝糖原减少。

3. 人参　人参性微温，味甘、微苦，具有大补元气、健脾润肺、安神补心、生津止渴等功效。人参既具有一定的降血糖作用，还可改善久病患者的元气大伤、乏力、烦渴等症状表现。

4. 丹参　丹参性微寒，味苦，具有活血凉血、化泻通络、补血安神等功效。丹参对于糖尿病所引发的心烦、胸闷、心悸怔忡等症状有改善作用。降血糖作用可维持5小时之久，丹参还能够降低血脂和血液粘稠度，可预防糖尿病心、脑血管疾病的发生。

5. 西洋参：又叫花旗参，性凉，味甘微苦。具有补气阴，清虚热，生津止渴的功效。西洋参所含的主要活性成分是多种人参皂甙，此外还含有挥发油，树脂，鼠李糖等。西洋参皂甙和人参皂甙一样，具有显著的抗疲劳，抗缺氧能力的作用。适宜于体质虚弱，阴虚火旺，气阴两伤，神疲倦怠之人食用；也适宜糖尿病、慢性肝炎等病人食用；适宜夏季炎热时食用。

6. 牛蒡　牛蒡性寒，味苦、辛，具有疏风清热、润肺利咽、消肿解毒等功效。牛蒡子的提取物中含有能够降低血糖的物质，还能够抑制皮肤真菌和葡萄球菌的生长，对于糖尿病皮肤并发症的发生有预防保健作用。

7. 绞股蓝　绞股蓝性寒，味苦，具有清热解毒、止咳化痰、滋阴生津等功效。绞股蓝的提取物中含有一种具有强效降血糖作用的物质，能够显著改善糖耐量低减表现。另外，绞股蓝还有增强免疫力、拮抗急性应激反应、抗衰老等作用。

8. 冬虫夏草：又叫冬虫草，炉草，雅扎贡布。性温，味甘，有补虚损、益精气、止咳化痰、抗衰老抗肿瘤等功效。适宜于病后虚弱，久虚不复，以及各种慢性消化性病人食用；也适宜于肾气不足，腰膝酸软，阳痿遗精之人食用。还适宜于糖尿病人、慢性肾炎等患者食用。药理实验证实，该品有增强机体免疫功能，增加心肌的血流量，降低血糖和胆固醇等作用。

9. 枸杞子　枸杞子性平，味甘，具有滋阴补血、补肾柔肝等功效。枸杞子的提取物不但能够有效地降低血糖，且降血糖作用比较持久。同时，枸杞子还能够有效改善糖尿病人常见的高脂血症、视力下降、多饮等症状。

10. 地骨皮　地骨皮性寒，味甘，具有润肺泻火、凉血退热等功效。地骨皮既能降血压、降血脂，又具有显著的降糖作用。服用后能够有效改善糖尿病所引发的多饮、消渴、腰膝酸软、手足心热等症状。

11. 茯苓：又叫松薯，松苓。性平，味甘。有健脾胃，利水消肿，抗衰老，抗肿瘤的功效。据研究，茯苓含有直接参与体内抗衰老过程的重要物质——卵磷脂，还含有蛋白质、脂肪、无机盐和多糖。茯苓多糖可以明显增加巨噬细胞和T细胞的功能，有强烈的抗肿瘤作用。还能保护肝脏，防止肝细胞坏死，以及利水、降低血糖等作用。适宜于肝病、糖尿病、肥胖病、脱发以及梅尼埃综合征患者食用。

12. 葛根　葛根性平，味甘、辛，具有生津止渴、退热升阳等功效，能够改善糖尿病常见的饮水多、消渴、脖颈僵硬、背部不适，心烦、胸闷、心悸怔忡、胸痛等症状。

四、常用的具有降糖功效的中药方剂

目前，市场上有很多可直接用于治疗糖尿病的中药方剂。糖尿病人应对症选用，并且在医生的指导下，以正确的方法、准确的剂量服用。正确服用合适的方剂，能够最大限度地保证药物治疗的效果及患者的用药安全。介绍几种常用于治疗糖尿病的中药方剂：

1. 丸剂

(1) 麦味地黄丸。麦味地黄丸具有滋阴生津、补肾润肺等功效。常见剂型为；大蜜丸，一次口服1丸；小蜜丸，一次口服9克；水蜜丸一次口服6克；浓缩丸一次口服8丸。麦味地黄丸每日需服用2～3次，以温开水送服。

（2）六味地黄丸。六味地黄丸尤其擅长滋阴补肾。常见剂型为：大蜜丸，一次口服1丸；小蜜丸，一次口服9克；水蜜丸一次口服6克。六味地黄丸一般每日需服用2次，以温开水送服。

（3）消渴丸。消渴丸适宜气阴亏虚体质的糖尿病患者。每次服用5～10丸，每日2次即可，应于空腹时以温开水送服。

（4）龟鹿二胶丸。龟鹿二胶丸，既能补阳，又可滋阴，尤其适宜阴阳两虚糖尿病患者。常见剂型为：大蜜丸，一次口服1丸；小蜜丸，一次口服20粒；水蜜丸一次口服6克。每日服用2次，以温开水送服。

2. 片剂

（1）消渴灵片。消渴灵片适宜肾阴不足、肺阴亏虚体质的糖尿病患者。服用方法为：口服，每次8片，每日3次，以温开水送服。

（2）糖尿灵片。糖尿灵片具有润肺、补肾、滋阴之效。服用方法为：口服，每次4片，每日3次，以温开水送服。

（3）降糖甲片。降糖甲片具有滋阴补气等功效。

服用方法为：口服，每次 6 片，每日 3 次，以温开水送服。

（4）消渴平片。消渴平片适宜气阴不足体质的糖尿病患者。服用方法为：口服，每次 6～8 片，每日 3 次，以温开水送服。

（5）养阴降糖片。养阴降糖片既可补阴，又能补气。服用方法为：口服，每次 8 片，每日 3 次，以温开水送服。

3. 冲剂

（1）增液冲剂。增液冲剂对于肾阴不足、肺阴亏虚的糖尿病患者有较好疗效。服用方法为：开水冲服，每次 20 克，每日 3 次。

（2）玉液冲剂。玉液冲剂适宜气阴不足的糖尿病患者。服用方法为：开水冲服，每次 1 袋。每日 2～3 次。

4. 胶囊

（1）糖尿乐胶囊。糖尿乐胶囊适宜气阴亏虚的糖尿病患者。服用方法为：每次 3～4 粒，每日 3 次，以温开水送服。

（2）益肾消渴胶囊。益肾消渴胶囊适宜肺阴不足、肾阴亏虚的糖尿病患者。治疗期：每次服用 7～8 粒，每日 3 次，温开水送服；巩固期：每次 3～4 粒，每日 3 次，温开水送服。

第六章 糖尿病的饮食疗法

第一节 糖尿病饮食疗法关键点

一、糖尿病人实施饮食治疗的重要性

饮食治疗是治疗糖尿病的“五驾马车”（饮食、运动、药物、监测、教育）之一，也是对所有糖尿病患者的基础治疗。饮食治疗在糖尿病的治疗过程中起着举足轻重的作用。不论是哪一类型糖尿病，无论有无并发症，无论是否应用药物治疗，无论是口服药治疗还是胰岛素注射治疗，都应长期坚持饮食治疗。即便是未确诊为糖尿病的高危人群，如糖耐量减低者、肥胖者、高脂血症等患者，同样需要进行必要的饮食调养治疗，以预防糖尿病发生。

对口服药物治疗的糖尿病患者来说，吃的越多，所需要的降糖药物也必然随之增加。注射胰岛素治疗者，吃的越多，血糖就越高，胰岛素需要量就得增加，而增加胰岛素又会引起肥胖，导致胰岛素敏感性下降，血糖又随之升高，如此形成恶性循环。

对于未开始药物治疗的糖尿病患者来说，进行饮

食治疗并结合运动治疗，能够有效起到延缓病情发展，防止并发症的发生，避免药物治疗的积极作用。对于已经实施药物治疗的糖尿病患者来说，饮食治疗既能辅助药物治疗达到理想的治疗目的，又可帮助患者尽量减少药物使用剂量。

二、糖尿病人实施饮食治疗的目的

糖尿病人实施饮食治疗，可帮助患者维持和恢复正常的血糖、尿糖和血脂水平，保护胰岛功能，达到并维持理想体重，从而控制病情及防治各种并发症。

三、糖尿病与不良饮食行为的相关性

临床营养学家通过大量临床调查，发现饮食行为及个人习惯与糖尿病的发生有明显的相关性，一共归纳了 15 项促发糖尿病危险因子，具备 10 项以上者患糖尿病的危险性极大，具备 5 项以上者可能患糖尿病，5 项以下为可疑。具体内容：

（1）饮食行为：①经常熬夜；②常参加宴会；③常吃夜宵；④爱吃零食；⑤经常吃含糖高的食物；⑥偏爱甜食；⑦不爱吃蔬菜，爱吃脂肪多的食物；⑧爱吃高档精制食品；⑨常吃油炸食物；⑩过量饮用含酒精饮料。

（2）个人情况：①有肥胖或糖尿病家族史；②有高血压；③曾分娩过巨大婴儿；④出生时体重过轻或

过重。

四、如何评价糖尿病人实施饮食疗法的效果？

评价糖尿病人实施饮食疗法的效果可通过以下指标进行评价：①理想的血糖范围；②血脂正常；③体重趋于标准体重；④血压正常；⑤症状减轻，即“三多一少”症状缓解；⑥蛋白尿减少；⑦对饮食治疗方案能长期接受。

五、糖尿病人实施饮食疗法的核心是什么？

糖尿病患者进行饮食治疗时，不但要按要求吃够主食量，不能多吃，也不能少吃，而且要在允许范围内适量摄取足够的副食，不偏食，不挑食，所吃食物尽可能多样化，因为没有一种天然食物含有所有的营养素，也没有任何单一的营养素具有全面的营养功能。

糖尿病的饮食疗法即医学营养疗法，又称合理饮食或平衡饮食，指全面达到营养供给量的饮食。这种饮食包括“量”和“质”两方面。第一是“量”，即控制饮食摄入的总能量，保证患者每天从饮食中得到的能量达到生理需要量，以保证标准体重。第二是“质”，即达到合理营养的饮食结构，既保证患者得到生理需要的各种营养素，又保持它们之间的平衡。

六、糖尿病人实施饮食疗法的注意事项

糖尿病人实施饮食疗法时应注意以下问题：

（1）吃饭要定时定量定餐次，要和注射胰岛素及口服药物的时间配合好。

（2）适当多吃些富含膳食纤维的食物，如新鲜蔬菜及粗粮，可以减慢食物的消化和吸收，降低餐后血糖。

（3）食物宜清淡少盐，不吃油炸、肥腻、过咸或腌制食品。

（4）多饮水，千万不可限制饮水，尤其是老年患者及减肥的糖尿病患者。

（5）购买市售糖尿病食品或保健食品时，要注意食物成分及所提供的热量，并计入饮食计划全日所摄取热量总数中。

七、糖尿病人实施饮食疗法的原则与要求

健康人在进食后，胰岛素可以自动完成体内调节血糖的过程。例如，在餐后血糖升高的同时，胰岛素的分泌量会随之增加，在短时间内就可平衡血糖水平；反之，在人体血糖水平较低的情况下，胰岛素的分泌量就会相应减少。但是，对于糖尿病患者来说，由于他们体内的胰岛素自动调节血糖的功能已经减弱，甚至完全丧失，因而必须依靠口服降糖药物或胰岛素

来帮助进行调节，从而保证血糖的动态平衡。因此，在糖尿病的饮食治疗过程中，合理安排饮食非常必要。

糖尿病患者在安排饮食的同时，不仅要注意严格控制热量摄取，同时要注意保证各种营养素摄取量的平衡。既要保持营养摄取充分，又要避免过量，同时更要均衡搭配。另外，维生素、膳食纤维和矿物质对于糖尿病及其并发症的治疗也是很有帮助的。

具体说来，糖尿病人实施饮食疗法，应遵循以下几点原则：

1. 控制饮食总热量　热量摄取量的安排与患者的体质、病情、年龄、身高、体重、性别及劳动强度等因素均有关系，合理控制总热能以维持理想体重为标准，不同的患者每日所需要的热量不尽相同。一般来讲，对于热量摄取量的把握，劳动强度的大小是关键因素。而年龄、体重、性别等因素，对热量摄取量的影响较小，亦需要患者随机掌握。肥胖者应减少能量摄入以控制体重。消瘦者应适当提高能量摄入以增加体重。孕妇、乳母、儿童也应增加维持其特殊生理需要和生长发育的能量消耗。孕妇：妊娠中期比成人相应增加 200 kcal/d（1 kcal＝4.184 kJ）；妊娠后期比成人相应增加 300 kcal/d；乳母比成人相应增加 800kcal/d；儿童按推荐供给量的 90％提供，青春期按供给标准给予（表 3）。

★ 糖尿病人每日热能需要量的计算方法：

（1）确定理想体重（简单计算法）

理想体重（kg）＝身高（cm）－100

（Broca 公式）

理想体重（kg）＝身高（cm）－105

（Broca 改良公式）

理想体重（kg）＝［身高（cm）－100］×0.9（男）或×0.85（女）　（平田公式）

体重比值（%）＝实际体重（kg）/理想体重（kg）×100%

（2）根据理想体重或体重指数初步评价营养状况

表 1　根据理想体重进行营养状况评价

营养不良（消瘦）	体重减轻	体重正常	体重超重	营养过剩（肥胖）
≤20% 理想体重	<10% 理想体重 >20% 理想体重	±10% 理想体重	>10% 理想体重 <20% 理想体重	≥20% 理想体重

营养状况评价还可根据体重指数（BMI）来进行，体重指数可以比较精确地反映人的胖瘦程度，是目前在全世界被广泛认可的评价指标。

体重指数（BMI）＝体重（kg）/身高（m^2）

我国专家推荐的我国成人的体重指数（BMI）评价标准为：

BMI 在 18.5～23.0 为正常范围；BMI 在 24.0～27.9 为超重；BMI ≥28 为肥胖；BMI<18.5 为消瘦。

（3）确定活动强度或劳动强度

表 2　活动强度分类表

卧床休息	轻体力活动	中体力活动
1 天中除 8 小时睡觉外，卧床＞10 小时，坐、站及走＜6 小时	1 天中除 8 小时睡觉外，坐＞12 小时，站和走＜4 小时	1 天中除 8 小时睡觉外，坐＜4 小时，走和站＞12 小时

劳动强度可分三级：

① 轻体力劳动　以坐、站或少量走动为主的工作。如办公室工作、营业员、教师、实验员等工作。

② 中等体力劳动　如机动车驾驶员、学生日常活动等。

③ 重体力劳动　如非机械化的农业劳动，舞蹈演员、运动员等。

（4）确定糖尿病人每公斤理想体重热能需要量

表 3　不同劳动强度的能量供给标准 [kcal/（kg・d）]

体重	劳动强度			
	卧床	极轻体力	轻(中)体力	重体力
正常（±10％标准体重）	15～20	30	35	40
肥胖（≥20％标准体重）	15	20～25	30	35
消瘦（≤20％标准体重）	20～25	35	40	45～50

除非目前正在进行减肥，应保证每天摄入的总热量不少于 1200 千卡（5020 千焦），不然的话，维持人体正常功能的基础代谢就不能有效进行。

（5）计算全日所需总热量

全日所需总热量（kcal）＝理想体重（kg）×每千克理想体重热能需要量（kcal/kg）

（6）确定糖尿病人三大产热营养素的热能分配比

碳水化合物：55%～65%，肾脏病人可达到70%；

脂肪：20%～30%；

蛋白质：10%～15%，最高可达到20%。

2. 碳水化合物不宜控制过严　过去在糖尿病的饮食治疗中，非常强调严格限制碳水化合物的摄入。后来研究发现，适当提高碳水化合物并不增加胰岛素需求，反而还可提高胰岛素的敏感性，对控制病情有利。

碳水化合物应以淀粉类多糖食物为主，应严格限制含葡萄糖、蔗糖、乳糖、麦芽糖、蜂蜜等单糖、双糖类食品，如果一定要食用甜食，可用阿斯巴糖等甜味剂来代替。

谷类食物是碳水化合物的主要来源，其它淀粉类食物如马铃薯、番薯、芋头、粉条、粉皮等碳水化合物也不少，可按能量计算量交换食用。

碳水化合物的选择一般要考虑该食物的血糖指数（glycemic index，GI）。杂粮如玉米、绿豆、荞麦的血糖指数低于大米和面粉。

3. 限制脂肪摄入量，少吃高胆固醇和高脂肪食物　脂肪所含热量非常高，同等数量的脂肪相当于2～3

倍的糖或蛋白质所产生的热量（1g脂肪可产生9kcal的热能，1g蛋白质或1g碳水化合物都只产生4kcal的热能）。因此，脂肪摄取量的增加极易造成患者饮食热量超标，不仅可造成血糖升高，还易诱发高脂血症等并发症。

一般脂肪供给量按总热量的20％～25％供给，不宜高于30％。除控制脂肪总摄入量外，还应注意饱和脂肪酸和不饱和脂肪酸的比例，饱和脂肪酸的供热比应不超过10％，不饱和脂肪酸应占10％～15％。动物类（猪、羊、牛等）含饱和脂肪酸为主，植物油类（橄榄油、菜油、豆油、花生油等）和其他油脂（奶油、可可油、鱼油、禽类脂肪等）含有较丰富非不饱和脂肪酸。

胆固醇摄入量应低于300mg。过量摄取胆固醇和脂肪，会造成糖尿病患者病情加重或失控，更可能诱发高脂血症、冠心病等糖尿病并发症的发生。

（1）高胆固醇和高脂肪饮食的危害　从高胆固醇食物对糖尿病患者的危害角度讲，高胆固醇食物会造成患者体内血清总胆固醇水平上升，从而会加重发生高脂血症并发症的危险。大部分糖尿病患者，都存在脂代谢紊乱的情况，主要体现为血清总胆固醇、低密度脂蛋白水平升高，高密度脂蛋白水平下降。这种情况的发生不仅易造成糖尿病患者合并高脂血症，更可诱发动脉粥样硬化、冠心病等心、脑血管疾病的出现。

而高脂肪食物对糖尿病的危害也不容忽视。人体发生肥胖的原因，与饮食中过量的脂肪摄入和热量过高有极大关系。而高脂肪食物不仅含极高的脂肪量，且热量也是最高的。糖尿病患者肥胖者不在少数，腹部肥胖更为突出。因为肥胖能导致人体内生胰岛素敏感性降低，影响血糖的动态平衡，对糖尿病的治疗没有好处。而且，脂肪还能够促进人体对胆固醇的吸收，从而诱发高脂血症。因此，摄取高脂肪食物对糖尿病患者病情的稳定也有很大危害。

（2）应对措施　以低胆固醇、低脂肪食物或其他营养价值更高的食物置换高胆固醇、高脂肪食物则是有效的解决办法。

人们常吃的食物中，如牛肉、鲫鱼、海蜇、牛奶、海参、小黄鱼等食物都是胆固醇含量较低的食物。以它们置换鸡蛋、蛋黄、蟹黄、动物内脏和鱼子等高胆固醇食物，可以有效减少人体对胆固醇的摄取。另外，增加如粮食中的谷甾醇和豆类豆甾醇等植物性胆固醇的摄取，也可起到降低人体胆固醇水平的作用。

4. 蛋白质的摄入量标准　糖尿病属于代谢性疾病，常有不同程度的代谢紊乱症状，造成患者体内的营养素，尤其是蛋白质的流失和过度消耗。特别是合并肾功能异常的糖尿病患者，蛋白质的流失量往往会更大；但另一方面，蛋白质的过量摄取又可诱发血糖水平升高。因此，糖尿病患者尤其要注意对蛋白质摄入量的掌握。

成年糖尿病患者蛋白质供给量可接近正常人标准，按每公斤理想体重1～1.2g供给，约占总热能的12％～20％，其中至少有1/3来自高生物价值的蛋白质，如乳、蛋、瘦肉及大豆制品。过于消瘦者、孕妇孕中晚期、乳母应增加蛋白质的摄入量，可按每千克体重1.5克供给。对于蛋白质流失情况较重的患者，如患有肾病并发症的患者，蛋白质的摄取量应比常人更多一些，但总的来说蛋白质的摄取量不宜超过总热量的25％。增加蛋白质摄入时，应注意观察肾功能，对合并肾病变者，增加蛋白质摄入应慎重。

5. 满足矿物质、维生素的摄取量　糖尿病患者尿量较多，糖异生旺盛。致使B族维生素丢失，消耗增加，应注意补充。维生素C可预防微血管病变，白菜、番茄、青红辣椒、柠檬、山楂、酸枣、杨桃都是糖尿病人良好的维生素C的来源。有研究认为，铬、锰、锌有利于脂质代谢，对改善糖尿病人脂质代谢紊乱有益。此外，三价铬是葡萄糖耐量因子的组成部分，良好的铬营养有助于改善糖尿病患者的糖耐量，增强胰岛素的敏感性。糖尿病患者易患骨质疏松，因此在糖尿病治疗时应注意补充维生素D和钙、磷。

6. 保证膳食纤维的足量摄取　糖尿病的发生与人体营养过剩有很大关系，适当增加膳食中膳食纤维的摄取量，可起到改善胃肠内环境、阻止消化道对营养物质过分吸收的作用。研究表明，每天进食 20g 以上的膳食纤维，可使血清胆固醇、低密度脂蛋白（LDL）和甘油三酯的水平下降：可溶性膳食纤维可使小肠中碳水化合物的吸收率降低。

膳食纤维分为两大类：水溶性膳食纤维，非水溶性膳食纤维。水溶性膳食纤维，是指水果、燕麦、大麦和豆类物质中含有的果胶、树胶等膳食纤维。非水溶性膳食纤维，主要指小麦、蔬菜等食物中含有的纤维素、半纤维素、木质素等膳食纤维。水溶性膳食纤维和非水溶性膳食纤维，对于糖尿病的预防和治疗均有益处。但是，在摄取时亦应注意两类膳食纤维的摄入比例，一般将水溶性纤维和非水溶性纤维以 2：3 的比例摄取最为理想。

膳食纤维对糖尿病还有着特殊的生理作用，能够有效减少进食后人体对葡萄糖的吸收，从而既能改善糖耐量，又能降低饭后 2 小时血糖。膳食纤维还有降低血清甘油三酯、血清总胆固醇水平的作用，从而可预防糖尿病并发高脂血症、动脉粥样硬化等疾病。另外，对于肥胖型糖尿病患者，增加膳食纤维的摄取还能够起到很好的减肥作用，通过对肥胖的预防和纠正能够增强糖尿病患者内生胰岛素的敏感性，有助于胰岛素与血糖之间的动态平衡。

日常生活中，常见的富含膳食纤维的食物有很多，蔬菜、水果、粗杂粮及豆制品等都是富含膳食纤维的食物。其中，膳食纤维含量相对较高的食物主要有（每百克含量）：蘑芋，含膳食纤维 74.4 克；香菇，含膳食纤维 31.6 克；麸皮，含膳食纤维 31.3 克；银耳，含膳食纤维 30.4 克；木耳，含膳食纤维 29.9 克；蕨菜，含膳食纤维 25.5 克；干蘑，含膳食纤维 21.0 克；黄豆，含膳食纤维 15.5 克。糖尿病患者在饮食中，可以适量增加这些食物的摄取，或以这些高膳食纤维食物置换同等数量的其他食物，是比较科学、合理的方法。

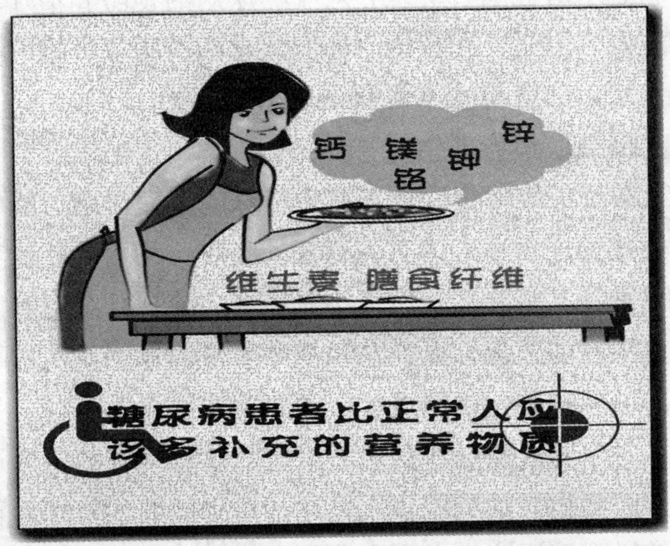
钙
镁
铬
钾
锌
维生素 膳食纤维
糖尿病患者比正常人应该多补充的营养物质

7. 糖尿病患者还要科学安排好一日三餐

糖尿病患者的一日三餐，讲求科学、合理的分配很重要。既要掌控热量摄入量，又要注意对食品种类和份数的安排。在合理安排一日三餐的同时，还要注意三餐进食的时间。

（1）按比例进食。首先，糖尿病患者的一日三餐应严格遵守医生给予的饮食治疗方案，进食的食物、食量和时间等任何内容都不要自行更改。而对于糖尿病患者进食的主食量、副食量，按比例分配是非常好的一个办法。一般来讲，患者三餐的主食量和副食量可以按照1∶5、2∶5、2∶5的比例来安排，对于某些患者，每餐都是1∶3的比例也是可以的。主、副食分配的原则是，每餐都要保证有主食摄取，但要注意粗细粮搭配进食。对于食量较大的患者，则可以通过加餐的办法进行调节，而不要自行将正餐的主食量增多。

（2）三餐定时、定量。饮食定时、定量是一个非常好的膳食习惯，对于糖尿病患者治疗效果的稳定亦有积极意义。经常“饥一顿，饱一顿”会造成血糖忽高忽低，甚至加重病情。同时，由于口服降糖药物或胰岛素的使用都是与进食相辅相成的，因而如果三餐不定时，则会延误药物治疗的适宜时间，对患者血糖的稳定没有好处。

许多糖尿病患者有不吃早餐的习惯，这对血糖的控制和激素水平的平衡更加不利。人体在清晨的时候，会产生较多具有拮抗胰岛素作用的激素，此时即使不吃饭，血糖都会出现一定程度的升高。而如果清晨的空腹高血糖得不到有效控制，则会造成患者全天的血糖都难以调节至理想水平。由此可见，保证每餐定时、定量对于糖尿病的稳定控制非常重要。

8. 严格遵守饮食治疗方案 饮食治疗是糖尿病的重要治疗手段，通常情况下，医生都会为患者开出适宜的饮食处方，且随着病情的发展和血糖水平的稳定情况还会酌情调整饮食治疗方案。医生所开具的饮食处方，都是从改善血糖、稳定病情的角度出发的，比较科学合理，患者应严格遵守医生给予的饮食治疗方案，对于糖尿病的治疗和并发症的预防大有帮助。

八、制定糖尿病治疗饮食食谱

（一）制定糖尿病人膳食计划时应注意的问题

1. 测定身高、体重（BMI），肥胖患者重点是控制能量摄入，减轻体重。

2. 了解体力活动情况，以确定能量供给量。

3. 确定碳水化合物、蛋白质、脂肪占总能量的百分比。

4. 了解有无并发症，肝、肾功能是否正常，如有肝、肾功能异常，应注意蛋白质供给不宜过高。

5. 了解现有的治疗措施，有无注射胰岛素或服用降糖药物，要特别注意全日食量的合理分配，警惕在控制饮食过程中出现低血糖反应。

6. 了解患者日常饮食量、饮食习惯、经济条件、市场供应情况等，使设计的食谱符合实际情况，并使病人能和家人一齐进餐，增加进餐乐趣。

（二）食谱计算举例

例如：有一中年糖尿病患者，男性，身高 170 cm，体重 80kg，从事办公室工作（极轻体力劳动），平时食量中等，单纯饮食治疗。

1. 计算全日总能量和三大产热营养素

理想体重（IBW）＝170－105＝65kg（超重 20%，为肥胖病人）

全日能量供给量＝65×25≈1600（kcal）

碳水化合物按总能量的 60%供给＝1600×60%÷4＝240（g）

蛋白质按 1g/kg/IBW 供给，约占总能量的 17%＝1600×17%÷4＝68（g）

脂肪按总能量的 23%供给＝1600×23%÷9＝41（g）

2. 食谱计算与计划

（1）食物成分表计算法。按食物成分表的营养素含量计算食谱内容的用量，此法较精确，但需专业人员指导，病人自己不易操作。

（2）主食固定法。即确定每日的米、面用量，此法虽简单，但在固定主食量的同时必须确定副食的定量，以保证热能摄入量的恒定。

（3）食品交换份法。此法比食物成分表计算法简单，比主食固定法精确，病人也容易掌握，大都采用此法。食品交换份法系将日常食物按营养成分的特点分为6～7类：谷类、蔬菜类、水果类、肉类（包括蛋类及豆制品）、乳类、油脂类。在每一类食品中的每一份（种）食物都具有等值的能量、蛋白质、碳水化合物和脂肪，病人可根据自己对食物的喜好选择搭配丰富的食谱。

计算步骤：

①求全日的谷类食物用量（碳水化合物）

②求全日肉类食物用量（蛋白质）

③求全日的油脂类用量（脂肪）

举例：以上述病人为例，计算全日食物用量。

食谱计算步骤

计算说明	食物类别	交换份	食物用量(g)	碳水化合物(C)(g)	蛋白质(P)(g)	脂肪(F)(g)	能量(kcal)
①全日碳水化合物供给量已由牛奶、蔬菜、水果提供47克，应由谷类提供193克 193÷38≈5交换份	牛奶	1	250	11	12	8	160
	蔬菜	1	500	15	5		80
	水果	1	200	21	1		88
	谷类	5	250	190	20	5	900
②全日蛋白质供给量，已由奶、菜、果、谷提供38克，应由肉类提供30克 30÷9≈3交换份							
	肉类	3	150		27	15	240
③全日脂肪供给量，已由奶、菜、谷、肉提供28克，应由油脂提供13克 13÷10≈1.5交换份	油脂	1.5	15（烹调油一汤匙半）			15	120
合计（实际供给量）				237	65	43	1636
理论供给量				240	68	41	1600

（三）餐次安排

将全日食物根据患者饮食习惯按3～5餐分配，习惯上按1/5、2/5、2/5分配餐次，也可按照1/3、1/3、1/3的方式进行分配。患者再按照不同种类食物计算的份数，自由选择食物。

（四）食物交换份数表

食品交换表在设计内容和数量上各个国家和地区不同，下面所列的是北京大学深圳医院营养科为糖尿病人制定的食品交换表。

食品交换份营养成分表

食物分类	食物	交换法	食物用量(g)	热能kcal(MJ)	蛋白质(g)	脂肪(g)	碳水化物(g)
Ⅰ	谷类，包括红(绿)豆、土豆、山药、干粉条(皮)等	1	白米(或面)50(1两)	90(0.38)	2	0.5	19
Ⅱ	蔬菜类 甲种1%～3% 乙种>4%	1	甲种500～750(1～1.5斤)	80(0.34)	5		15
Ⅲ	水果类	1	200～250(4～5两)	90(0.38)	1		21
Ⅳ	瘦肉类，包括蛋，豆制品	1	瘦肉50(1两)	80(0.34)	10	3.1	0.8

续表

食物分类	食物	交换法	食物用量(g)	热能 kcal (MJ)	蛋白质(g)	脂肪(g)	碳水化物(g)
Ⅴ	乳类，包括干黄（青）豆，豆浆等	1	牛奶 250ml (0.5斤)	160 (0.68)	12	8	11
Ⅵ	油脂类，包括花生，核桃等硬果类	1	烹调油 10 (1汤勺)	90 (0.34)		10	

谷类等值交换表

每交换份谷类供蛋白质 4g，脂肪 1g，碳水化合物 38g，热能 80～90kcal（0.38MJ），其交换量为：

食品	每一交换份重量（g）	食品	每一交换份重量（g）
白米或白面	25（0.5 两）	咸面包	25（0.5 两）
小米或玉米面	25（0.5 两）	苏打饼干	25（0.5 两）
挂面	25（0.5 两）	干粉条或粉皮	20（0.4 两）
生面条	30（0.6 两）	凉粉	350（7 两）
鲜玉米（市品）	200（4 两）	马蹄	75（1.5 两）
绿（红）豆	25（0.5 两）	山药（市品）	125（2.5 两）
荞麦面或麦片	25（0.5 两）	土豆（市品）	125（2.5 两）

蔬菜类等值交换表

每一交换份蔬菜类供蛋白质5g，碳水化合物15g，热能80～90 kcal（0.34MJ），其交换量为：

甲种:含碳水化合物1%～3%		乙种:含碳水化合物4%以上	
食物品种	每一交换份重量(g)	食物品种	每一交换份重量(g)
大白菜、圆白菜、菠菜、油菜	500	白萝卜、青椒、茭白、冬笋	400
韭菜、芹菜、芥蓝、青笋	500	倭瓜、南瓜、菜花	350
西葫芦、西红柿、冬瓜、苦瓜	500	鲜豇豆、扁豆、洋葱、蒜苗	250
黄瓜、丝瓜、茄子、圆蒿	500	胡萝卜	200
雍菜、苋菜、龙须菜	500	山药、马蹄、莲藕、凉薯	150
绿豆芽	500	茨菇、百合、芋头、红薯	100
鲜蘑菇、水浸海带	500	毛豆、鲜豌豆	70

等值水果类交换表

每一交换份水果类供蛋白质1g，碳水化合物21g，热能90kcal（0.38MJ），其交换量为：

食品	每一交换份重量（g）	食品	每一交换份重量（g）
鸭梨	250（5两）	苹果	200（4两）
桃	250（5两）	李子	200（4两）
橘子	200（4两）	葡萄	200（4两）
盖柿	200（4两）	鲜枣，香蕉	100（2两）
鲜荔枝	200（4两）	西瓜	500（1斤）

每一交换份瘦肉供蛋白质9g，脂肪5g，热能80kcal（0.34MJ），其交换量为：

等值瘦肉类交换表

每一交换份瘦肉供蛋白质10.1g，脂肪3.1g，碳水化合物0.8g，热能80～90kcal（0.34MJ），其交换量为：

食品	每一交换份重量（g）	食品	每一交换份重量（g）
瘦牛、羊、猪肉	50（1两）	北豆腐	100（2两）
		100（2两）	麻豆腐
肥瘦（肥少瘦多）牛、羊、猪肉等	25（0.5两）	豆腐干	50（1两）
		50（1两）	豆腐丝
瘦香肠	20（0.4两）	油豆腐	25（0.5两）
蛤蜊肉	100（2两）	鸡肉	50（1两）
鸡蛋	50～60	鸭肉	50（1两）
鸭蛋	50～60	鱼肉	80（约1.5两）
南豆腐	150（3两）	鲜发海参	350（7两）

等值乳类交换表

每一交换份乳类供蛋白质12g，脂肪8g，碳水化合物11g，热能160kcal（0.68MJ），其交换量为：

食品	每一交换份重量	食品	每一交换份重量
牛奶	250ml（5两）	干黄（青）豆	40g（0.8两）
酸奶（无糖）	1瓶	黄豆粉	40g（0.8两）
奶粉（无糖）	30g（0.6两）	豆粉冲豆浆	300g（6两）
蒸发谈奶	125g（2.5两）		

等值油脂类交换表

每一份油脂类供脂肪 10g，热能 90kcal（0.38MJ），其交换量为：

食品	每一交换份重量（g）	食品	每一交换份重量（g）
烹调油	10（每一汤勺）	杏仁	15（0.3 两）
芝麻酱	15（每一汤勺）	瓜子（去皮）	15（0.3 两）
花生米	15（0.3 两）	核桃仁	15（0.3 两）
豆油	10（每一汤勺）	猪油	10
橄榄油	10（每一汤勺）	牛油	10

这里提供我院给住院糖尿病病人的一周食谱，患者可先计算自己每日的热能消耗总量，再按热能消耗选择适当的食谱。

北大深圳医院营养食堂糖尿病餐食谱

餐别	分类	星期一	星期二	星期三	星期四	星期五	星期六	星期日
早餐	Ⅰ类	皮蛋瘦肉粥＋拌青菜	乔麦片粥＋拌青菜	猪肝瘦肉粥＋拌青菜	花生柴鱼粥＋拌青菜	玉米粥＋拌青菜	黑米肉粥＋拌青菜	燕麦片粥＋拌青菜
	Ⅱ类	饺子；肠粉	肉包；蒜茸蒸肠粉	馒头；炒粉（牛肉）	小笼包；汤粉	花卷；青菜肉末粉	馒头；炒面（牛肉）	肉包；炒粉
	Ⅲ类	鸡蛋；淡奶	鸡蛋；淡奶	鸡蛋；豆浆	鸡蛋；淡奶	鸡蛋；豆浆	鸡蛋；淡奶	鸡蛋；豆浆
午餐	1	水煮盐水菜心	清炒黄豆芽	炒豆角	炒青瓜	炒小白菜	蒜茸生菜	蒜茸炒大白菜
	2	豉椒蟮片	韭菜花炒虾仁	冬菇焖排骨	奇异果炒腰花	草菇炒肉片	韭黄炒蛋	粟米蒸肉饼
	3	云耳蒸鸡	肉末酿豆腐	香芹炒田鸡	四季豆焖排骨	萝卜焖牛肉	红烧肉排	红烧鸡中翼
	4	土豆烧排骨	冬菇焖鸡	圆椒炒猪肝	支竹焖肉片	黄豆焖排骨	红萝卜炒肉片	煎煮红杉鱼
	5	清蒸鲫鱼	花菜炒肉片	杂锦豆干炒肉丁	豆腐蒸鱼	清蒸鲩鱼	豉汁蒸大头鱼	罗汉斋炒肉丝
	6	肉末焖豆腐	豉汁蒸塘虱	大白菜炒肉丝	猪肉丸子	酿凉瓜	圆椒姜葱炒鸡	蒜心炒肉片
晚餐	1	炒生菜	蒜茸小白菜	炒节瓜	蒜茸油麦菜	蒜茸上海青	清炒 春菜	炒苦瓜
	2	仔姜焖鸭	青瓜炒猪肝	柿椒炒滑牛	肉末虾米蒸水蛋	卤水牛肉	酿节瓜	肉末蒸茄子
	3	梅菜蒸肉饼	西芹香干炒肉丝	肉末蒸水蛋	粟米蒸肉饼	金针菇蒸鸡	冬菇焖鸡	冬菇蒸肉饼
	4	鲜菇炒肉片	蒜茸蒸排骨	苦瓜炒肉片	红萝卜云耳炒肉片	鲜菇炒肉片	柿椒炒肉片	红萝卜炒肉片
	5	西兰花炒鲜鱿	云南小瓜炒肉片	榨菜蒸鲩鱼	圆椒炒鸡片	西芹萝卜炒肉片	凉瓜炒牛肉	莴笋炒肉片
	6	豆角炒牛肉丝	卤水猪心	金针银耳蒸鸡	韭菜浸猪红	梅菜蒸肉饼	荷兰豆炒鲜鱿	香芹炒鸡丝
例汤	7	冬瓜眉豆猪骨	鸡茸粟米羹	凉瓜龙骨汤	丝瓜肉片汤	山药玉竹鸡肉汤	冬瓜薏米煲鸭	番茄蛋花汤

说明：此菜谱是根据糖尿病营养治疗的原则，专门为糖尿病病人（无严重并发症）而编制的，此菜谱应在营养医生、营养师或主管医生的指导下使用，以便根据病人的病情确定全天的热量，三大营养素的供热比、热量分配、餐次及是否需要加餐等。早餐可从Ⅰ及Ⅱ类中各选一项，供给量按热量水平供给，Ⅲ类为固定供给。午、晚餐病人可按各自的口味选择一荤一素，菜肴的供给量分四个层次，以 1200 千卡（1 号）、1500 千卡、（2 号）、1800 千卡（3 号）及 2200 千卡（4 号）为标准。（≤1200 千卡归入 1 号，1300 千卡－1600 千卡归入 2 号，1700 千卡－2000 千卡归入 3 号，2100 千卡－2400 千卡归入 4 号），主食则按每个病人的实际热量供给，一般情况下应将配给的食物吃完。食谱供应的三大营养素供热比为碳水化合物 55%，蛋白质 18%，脂肪 27%，可按 1/5、2/5、2/5 或者 1/3、1/3、1/3 分配。如病人需要炖品时，配料用的蜜枣、无花果等应避免，以少吃汤渣为宜，如吃进汤中肉类，应从正餐中减去相当肉类量。（常用主食：大米饭，荞麦米：大米＝1∶4，山药饭，玉米饭）

九、糖尿病人选择食物时要考虑食物的血糖指数

食物血糖生成指数（GI，简称“血糖指数”）是近年来营养学研究发展的新概念。它不是通过实验室化学测定的结果，而是食物的一种生理学参数，是衡量食物引起餐后血糖反应的一项有效指标。

血糖指数是指食用含糖类 50 g 的食物和相当量的标准食物（葡萄糖或白面包）后，2 小时内体内血糖水平应答的比值（用百分数表示）。

血糖指数（glycemic index，GI）

$$=\frac{\text{某食物在食后 2 小时血糖曲线下面积}}{\text{相当含量葡萄糖在食后 2 小时血糖曲线下面积}}\times 100\%$$

血糖指数反映摄入食物后血糖升高的速度，不同食物具有不同的血糖指数，在选择食物时可参考选择。

根据食物血糖生成指数，食物可被分类为低血糖指数食物、适中的血糖指数食物和高血糖指数食物，其含义和意义如下。

● 低血糖指数食物　食物血糖生成指数小于 55。如黑米、绿豆、牛奶、苹果等食品。低血糖指数食物在胃肠中停留时间长，吸收率低，葡萄糖释放缓慢，葡萄糖进入血液后的峰值低，下降速度慢。选择低血糖指数食物不但能稳定餐后血糖，改善胰岛素功能，而且对其他代谢综合征，如肥胖、高血压、冠心病等

疾病的防治都有好处，是糖尿病患者应该多选择的食物。

● 适中的血糖指数食物　食物血糖生成指数大于或等于55，小于或等于70。如马铃薯、大麦粉、菠萝等食品。

● 高血糖指数食物　食物血糖生成指数大于70。如精白面包、小麦饼干、麦芽糖、蜂蜜、西瓜等食品。高血糖指数食物进入胃肠后消化快、吸收率高，葡萄糖释放得快，葡萄糖进入血液后峰值高。糖尿病患者宜少选食或与适量蛋白质、蔬菜等食物搭配食用。

大量的临床实践和研究证明，通过血糖指数表选择饮食以控制血糖在操作上一点也不困难，而且用低血糖指数食物替代高血糖指数食物后，糖尿病患者的血糖水平会得到大大的改善。

参照中国营养学会公布的《中国食物成分表（2002）》，以下各表列举了常见食物的血糖生成指数，可用来作为选择食物的参考。

表4　谷类及其制品的血糖指数分类

高血糖指数食物		中血糖指数食物		低血糖指数食物	
食物	指数	食物	指数	食物	指数
煮小米	71.0	煮甜玉米	55.0	稻麸	19.3
高纤维玉米片	74.0	燕麦麸	55.0	大麦（整粒煮）	25.0
油条	74.9	荞麦面条	59.0	通心面（管粗）	45.0
玉米片	78.5	小米粥	61.5	黑麦（整粒煮）	34.0

续表

高血糖指数食物		中血糖指数食物		低血糖指数食物	
食物	指数	食物	指数	食物	指数
烙饼	79.6	糯米粥	65.3	黑米粥	42.3
小麦粉面条	81.6	大麦粉	66.0	小麦粉面条（加鸡蛋，粗状）	46.0
米饼	82.0	荞麦面馒头	66.7	硬质小麦粉面条（加鸡蛋，粗状）	49.0
大米饭	83.2	玉米面（粗状粉、煮）	68.0	玉米面粥	50.9
煮糙米	87.0	大米粥	69.4	玉米糁粥	51.8
糯米饭	87.0	大米糯米粥	65.3	荞麦（黄）	54.0
富强粉馒头	88.1			面条（白细煮）	41.0

表5　薯类、淀粉及其制品的血糖指数分类

高血糖指数食物		中血糖指数食物		低血糖指数食物	
食物	指数	食物	指数	食物	指数
煮甘薯（红瓤）	76.7	马铃薯	62.0	马铃薯粉条	13.6
马铃薯（用微波炉烤）	82.0	马铃薯（煮）	66.4	粉丝汤（豌豆）	31.6
马铃薯（烧烤，无油脂）	85.0	马铃薯（煨烤）	60.0	藕粉	32.6
马铃薯泥	73.0	马铃薯（蒸）	65.0	苕粉	34.5
				甘薯（山芋）	54.0

表 6 水果类及其制品的血糖指数分类

高血糖指数食物		中血糖指数食物		低血糖指数食物	
食物	指数	食物	指数	食物	指数
西瓜	72.0	葡萄（淡黄色、小、无核、）	56.0	樱桃	22.0
		葡萄干、杏罐头	64.0	李子	24.0
		菠萝	66.0	桃	28.0
		芒果	55.0	桃（罐头，含果汁）	30.0
		巴婆果	58.0	香蕉（生）	30.0
				杏干	31.0
				苹果	36.0
				梨	36.0
				葡萄	43.0
				柑	43.0
				猕猴桃	52.0
				香蕉	52.0

表 7 速食食品的血糖指数分类

高血糖指数食物		中血糖指数食物		低血糖指数食物	
食物	指数	食物	指数	食物	指数
梳打饼干	72.0	燕麦粗粉饼干	55.0	大米（煮 1 分钟，即食）	46.0
		爆玉米花	55.0	黑麦面包	50.0
大米（煮 6 分钟，即食）	87.0	酥皮糕点	59.0	面包（小麦粉，含水果干）	47.0

续表

高血糖指数食物		中血糖指数食物		低血糖指数食物	
食物	指数	食物	指数	食物	指数
白面包	87.9	马铃薯（油炸）	60.3	荞麦方便面	53.2
桂格燕麦片	83.0	营养饼	65.7	面包（50%大麦）	46.0
卜卜米（家乐氏）	88.0	小麦片	69.0	面包（75%～80%大麦）	34.0
白面包	87.9	面包（全麦粉）	69.0	达能闲趣饼干	47.1
棍子面包	90.0	饼干	70.0	达能牛奶香脆	39.3

表8　饮料的血糖指数分类

高血糖指数食物		中血糖指数食物		低血糖指数食物	
食物	指数	食物	指数	食物	指数
		橘子汁	57.0	水蜜桃汁	32.7
		芬达饮料	68.0	可乐饮料	40.3
		冰激凌	61.0	苹果汁	41.0

表9　奶类、豆类、蔬菜类血糖指数分类

奶料及其制品		豆类及其制品		蔬菜类及其制品	
食物	指数	食物	指数	食物	指数
低脂奶粉	11.9	黄豆（罐头）	14.0	雪魔芋	17.0
降脂奶粉	26.0	蚕豆（五香）	16.9	番茄汤	38.0
全脂奶粉	27.0	黄豆（浸泡，煮）	18.0	芋头（蒸）（芋艿，毛芋）	47.0
牛奶	27.6	豆腐（冻）	22.3	山药（薯蓣）	51.0

续表

奶料及其制品		豆类及其制品		蔬菜类及其制品	
食物	指数	食物	指数	食物	指数
脱脂牛奶	32.0	豆腐干	23.7	麝香瓜	65.0
牛奶（加糖和巧克力）	34.0	扁豆（红，小）	26.0	胡萝卜（金笋）	71.0
老年奶粉	40.8	四季豆	27.0	南瓜（倭瓜，番瓜）	75.0
无糖奶粉	47.6	绿豆	27.2	绿叶蔬菜	<15.0
酸奶（加糖）	48.0	扁豆（绿，小）	30.0	其他：花生	14.0
酸奶酪（普通）	36.0	豆腐（炖）	31.9	甜菜	64.0
酸奶酪（低脂）	33.0	绿豆挂面	33.4		
酸奶酪（低脂，加人工甜味剂）	14.0	四季豆（高压处理）	34.0		
		扁豆	38.0		
		黑豆汤	64.0		
		黄豆挂面	66.6		

表 10　混合食物的血糖指数分类

高血糖指数食物		中血糖指数食物		低血糖指数食物	
食物	指数	食物	指数	食物	指数
米饭＋猪肉	73.3	米饭＋芹菜＋猪肉	57.1	猪肉炖粉条	16.7
牛肉面	88.6	米饭＋蒜苗	57.9	饺子（三鲜）	28.0
		二合面窝头（玉米面＋面粉）	64.9	米饭＋鱼	37.0
		馒头＋黄油	68.0	硬质小麦粉肉馅馄饨	39.0
		米饭＋蒜苗＋鸡蛋	68.0	包子（芹菜猪肉）	39.1
		黑五类粉	57.9	饼＋鸡蛋炒木耳	48.4
				馒头＋芹菜炒鸡蛋	48.6
				馒头＋酱牛肉	49.4

表 11　糖类的血糖指数分类

高血糖指数食物		中血糖指数食物		低血糖指数食物	
食物	指数	食物	指数	食物	指数
蜂蜜	73.0	蔗糖	65.0	果糖	23.0
胶质软糖	80.0			乳糖	46.0
绵白糖	83.8			巧克力	49.0
葡萄糖	100.0				
麦芽糖	105.0				

十、糖尿病人推荐选择的主食类食物

许多糖尿病患者认为，不吃主食可以避免血糖升高，实际上这种认识是错误的。主食类食物中虽然富含糖类成分，但它们含的糖分是以淀粉为主，它们不仅是人体生命活动的物质基础，还能有效预防糖尿病患者发生低血糖症状。对于主食类食物的选择也是有讲究的，最好尽量避免食用过于精细的粮食、多选择富含膳食纤维等营养素的主食，对糖尿病患者的血糖稳定很有帮助。

1. 薏苡仁：薏苡仁的糖类含量较低，且含有维生素 B 族、膳食纤维、薏苡素、薏苡酯、三萜化合物以及亮氨酸、赖氨酸、精氨酸等人体必需的氨基酸成分。薏苡仁对于有机体代谢障碍的糖尿病患者可产生一定的食疗效果。

2. 鲜藕：含有丰富的淀汾，维生素 B，维生素 C 和膳食纤维等。据研究，常食鲜藕可刺激肠道蠕动，促进有害物质排出，减少胆固醇，稳定餐后血糖，具有预防糖尿病的作用。可生食或煲汤吃。

3. 小麦麸：是一种高膳食纤维的食物，含有丰富的维生素 B，糖尿病人宜食，有防治糖尿病的作用。

4. 芝麻：据现代研究。黑芝麻可降低血糖，增加肝脏及肌肉中糖原的含量，而本身含糖量也颇低，故糖尿病患者宜经常食用。

5. 淮山：又叫山药，能补益肾精，健脾益肺，营养极为丰富，含有植物蛋白质和19种氨基酸以及多种微量元素，常吃淮山，可以使机体细胞活力旺盛，可防治糖尿病，尤其适宜于下消肾虚的糖尿病人食用。

6. 荞麦：荞麦能够消化人体胃肠道中的积食，因而被称为“净肠草”。荞麦性凉，对于实热、消化不良体质的糖尿病患者尤其适宜。荞麦富含脂肪、蛋白质、糖类、维生素B族、烟酸、泛酸、膳食纤维等营养素，属于典型的粗粮类主食，非常适宜糖尿病患者食用。

7. 燕麦：燕麦对于因营养过剩所造成的高血脂、高血糖、肥胖症等均有很好的食疗效果。燕麦中富含水溶性膳食纤维，能够有效预防血清总胆固醇升高，对于减少糖尿病并发高脂血症有一定帮助。燕麦也属于粗粮类主食，可用作糖尿病患者的主食置换。

8. 玉米：玉米含有蛋白质、脂肪、糖类、烟酸、泛酸、胡萝卜素、果胶、维生素B族、膳食纤维等营养素。玉米中的膳食纤维含量非常高，经常食用能够帮助肥胖型糖尿病患者有效减肥，且有助于糖尿病患者体内脂类物质的排泄。对于糖尿病及其并发症的防治均有益处。

9. 豇豆：常吃多吃豇豆对糖尿病口渴多尿等症

都有疗效，中国药科大学叶橘泉教授《食物中药与便方》中有载“糖尿病，口渴，小便多，用带壳豇豆30～60g，水煎，每日1次，喝汤吃豆。

10. 黄豆：黄豆有“植物肉”的美誉，是高植物蛋白食物。黄豆中的蛋白质含量是大米的6倍，但糖类含量仅是大米的1/3。同时，黄豆还含有大量的膳食纤维、氨基酸、钙、铁、磷、锌、维生素B族、烟酸等营养素。黄豆能够有效预防糖尿病患者合并高脂血症、脑血管疾病、骨病等。

11. 黑豆：黑豆含有较高的植物脂肪、植物蛋白、糖类、胡萝卜素、B族维生素、烟酸、叶酸、胆碱、泛酸、生物素、唾液酸等营养素，这对于糖尿病患者机体代谢功能的改善有较好的促进作用。

十一、糖尿病人推荐选择的副食类食物

副食类食物在糖尿病患者的饮食中占有很大比例，选择对糖尿病有益的副食类食物对病情的稳定和改善有一定帮助。糖尿病患者选择适宜的副食类食物时，应注意选择脂肪含量较低的、含糖分较少的且又具有一定降糖作用的食物。

1. 海参：能补肾益精，可治小便频繁之症，尤以下消者为宜。可用海参、鸡蛋、猪胰各1个，煮熟后，蘸调料吃，隔日1次。

2. 泥鳅：含有丰富的蛋白质和多种维生素，矿

物质，有很好的补中益气的功效。补而能清，诸病不忌，也是糖尿病人可选择的食物佳品。

3. 田螺：性大寒，能清热，止渴，适宜糖尿病患者用田螺肉煮熟食用。下消者包括糖尿病小便频数者，可用田螺数百只，养清水中漂去泥，换置清水中浸一夜，取其水煮一沸，每日饮此水，可改善尿频症状。

4. 蛙肉：性寒，味甘咸，是一种高蛋白，低脂肪，低碳水化合物的清补营养食品，有滋阴，清热，除烦，止渴的作用。对阴虚内热的糖尿病人尤为适宜食用。

5. 黄鳝：黄鳝尤其以铁含量较高而著称，同时含有蛋白质、脂肪、维生素 A、烟酸、叶酸、维生素 B_1、维生素 B_2、钙、铁、磷、氨基酸等营养素。

6. 兔肉：兔肉的营养价值很高，且具有一定的药用价值。兔肉的蛋白质含量相当丰厚，而胆固醇和脂肪含量却明显低于其他肉类。兔肉含水分较多，肌纤维比较疏松，在饭后 2 小时内就可得到充分的消化和吸收，因而非常适宜糖尿病患者食用。

7. 鹅肉：鹅肉具有一定的营养价值和药用价值，含有蛋白质、脂肪、糖、维生素 A、维生素 C、维生素 B、钙、铁、磷、铜、锰等营养素，对于久病以至营养不良、体质虚弱的糖尿病患者有较好的食疗作用。而且鹅肉，还具有一定的降血糖作用。

8. 牛肉：牛肉的蛋白质含量很高，但脂肪含量相对较少。同时，牛肉还含有维生素B族、氨基酸、钙、铁、磷等营养物质。中医认为，牛肉具有补脾养胃、补气养血、强健补虚等功效，对于糖尿病患者的胃脘虚寒、气血不足、营养不良、筋骨痠软、久病体虚等症有一定的改善作用。

9. 豆制品：豆制品所含热量、胆固醇、脂肪均比较少，但其他营养物质却很丰富，富含优质植物蛋白、钙、磷、铁、膳食纤维等。以豆制品作为饮食置换食品，有助于患者饮食热量和食量的控制，且能够起到一定的降糖、减肥作用。

10. 西瓜皮：糖尿病人容易口渴，小便混浊者，宜吃西瓜皮，它有清热解渴，利尿的作用。可用新鲜西瓜皮炒熟作菜吃，也可以与冬瓜皮一起等量煎汤喝。

11. 冬瓜皮：消渴不止，小便多的糖尿病人宜多食常食冬瓜皮，可达到止渴的功效。可将鲜冬瓜皮50～100克，加麦门冬30～60克，黄连5～10克，一同煎沸，一日分2～3次饮用。

12. 嫩南瓜：嫩南瓜适宜作为糖尿病人的特效食品，南瓜的碳水化合物主要是淀粉和糖，由于老南瓜的糖分太高，所以推荐选择嫩南瓜并作为粮食的代用品。南瓜中含有大量的维生素A原（β胡萝卜素），还含有丰富的微量元素“铬”，这些都能使胰腺机能增强，促进胰岛素的分泌，可改善血糖，加强体质，故对糖尿病有效。

13. 芹菜：芹菜含糖分很低，有稳定血压，降低血糖的作用。糖尿病人经常食用，有一定的效果。

14. 菠菜：含有丰富的维生素和微量元素，有“绿色蔬菜之王”的美誉，适宜糖尿病人消渴饮水无度者食用。可将鲜菠菜连根 100～150 克，同干鸡肫皮 15 克煎水，1 日 2～3 次服用，有促进胰腺分泌的作用。

15. 枸杞头：又叫枸杞菜。有清热凉血解毒的作用，是糖尿病患者的清火止渴的好选择，适宜消渴者食用。可用枸杞的嫩头苗，不拘多少，洗净后炒吃或煨汤喝。

16. 洋葱：据研究，洋葱中所含的挥发性生物活性物质可降血糖，常吃有防治糖尿病的功效，炒成以嫩脆为佳，不宜煮烂食用。

17. 蕹菜：又叫空心菜，能清热凉血，适宜糖尿病人食用。空心菜含的蛋白质比较丰富，还含有较多的维生素 B_1，可帮助糖的代谢作用，对防治糖尿病有益。

18. 苦瓜：研究表明，苦瓜含有一种胰岛素样的物质，能够起到与胰岛素相同的降血糖作用。糖尿病患者经常食用苦瓜，能够明显改善症状，血糖和尿糖均可逐渐接近正常。

19. 冬瓜：冬瓜不含脂肪，含糖量和热量极低。冬瓜中有97%的成分为水分，能够有效起到消肿、解渴的作用，可改善糖尿病患者的饮水多等症状。另外，冬瓜还具有促进新陈代谢、阻止糖类物质转化为脂肪的作用。

20. 蘑菇：蘑菇非常适宜高血糖、高血脂、高血压及肿瘤病患者食用。蘑菇含有大量水分和一定量的蛋白质、膳食纤维、烟酸、维生素C、维生素B_2、维生素B_1、钙、铁、磷、硒、钾等营养素。蘑菇在降血糖、降血脂、降血压的同时，还能够起到增强免疫力、抗菌等作用，对于糖尿病合并症的预防有一定帮助。

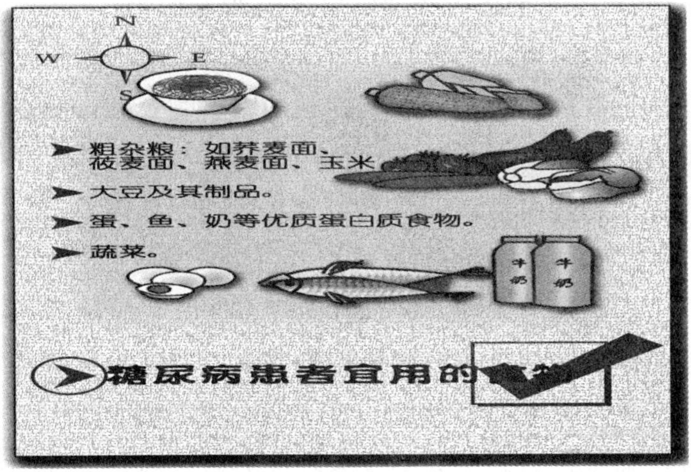

第二节 糖尿病饮食治疗中的常见问题

1. 糖尿病患者进食与正常人有何不同?

糖尿病患者因胰岛功能受损，胰岛素分泌量相对或绝对不足，不能有效地调节体内的血糖水平，当随意过量进食就会出现高血糖和尿糖。正常人的胰岛功能正常，偶尔随意进食，随着血糖升高，胰岛素也随着增加，从而使餐后血糖升高有一个幅度，餐后 2 小时血糖恢复正常。因此糖尿病患者若和正常人一样随意进食，就无法控制血糖和尿糖。但是，正常人也应该科学、合理地安排饮食。

2. 糖尿病患者控制饮食会越来越瘦吗?

不能一概而论。因为糖尿病的饮食治疗是根据患者的标准体重及其他影响能量的因素制定的，所以肥胖者吃糖尿病饮食，应该减低体重，以达到标准体重。而消瘦者应该使体重上升，达到标准体重。

3. 消瘦体型的糖尿病患者可以任意进食吗?

在制定糖尿病人的饮食治疗方案时，应该考虑消瘦者的实际体重和标准体重的差距，对其治疗饮食的能量供给相对高，按此方案进食，可以使体重上升，以增强抵抗力。但并不意味着该类糖尿病人可以任意进食，因过多地任意地进食，必然会增加胰岛细胞负担，加重病情。

4. 注射胰岛素可以不需要控制饮食了吗?

不行，还是需要控制饮食。因为胰岛素注射量是根据患者的血糖及饮食量决定的。若吃得过多，注射胰岛素量相对不足，血糖容易升高。而此时再增加胰岛素量，只能使体重增加，特别是肥胖者，会引起胰岛素抵抗。若吃得过少，胰岛素作用相对过强，会出现低血糖。所以注射胰岛素的患者，要特别注意饮食定时、定量，否则胰岛素量不好调整，血糖也得不到有效的控制。

5. 饮食疗法难以成功的原因是什么?

（1）不能持之以恒。有的糖尿病患者没有信心、毅力和美食做斗争，经不住食物的诱惑而半途而废。

（2）饮食不合理。有的随意增加主食；有的只限主食，不限副食；有的饥一顿，饱一顿；有的吃零食太多。

（3）饮酒。误认为酒不含能量，不会影响血糖。对宴席上亲朋好友“盛情难却”。

6. 怎样合理食用“降糖保健品”?

市场上经常看到糖尿病人专用面条、饼干、奶粉等降糖食品，特别注明是无糖的，其实这里说的无糖，指的是未加入蔗糖，而不是指没有碳水化合物，其中照样含有和普通食品相同量的碳水化合物，经消化后照样会分解为葡萄糖，如奶粉中的乳糖、食品中的淀粉、麦芽糖等最终会分解为葡萄糖。所以“降糖食品”含义是和食用同等量加糖的普通同类食品相比，血糖上升的幅度小些，食用“降糖食品”要在糖尿病饮食基础上换算着吃，计算好能量吃，千万不要在所规定的一天饮食量外再添加“降糖食品”。

7. 糖尿病患者没有食欲时，怎么吃药?

糖尿病患者食欲不佳往往是发生在合并其他疾病时，此时机体对胰岛素的需求会增高，虽然吃饭很少，但血糖仍高，所以应坚持治疗，降糖药或胰岛素的用量，应根据进食的多少、血糖高低作适当的调整。饮食上可尝试进食流食或半流食，如稀饭、牛奶、豆浆、蒸嫩鸡蛋羹、蛋花面、小馄饨、水饺等，一天4～6餐。待病情好转后，逐渐过渡到糖尿病普食。

8. 糖尿病患者外出就餐时的注意事项有哪些?

糖尿病患者外出就餐时，应注意:

(1) 若正在服用降糖药，应带上药品，在就餐前20～30分钟服用。

(2) 主食应选择米饭、馒头、汤面条，避免炒饭、炒面条、油煎馒头、煎饼等，餐后甜点可选择糖分低的新鲜水果，避免含糖高的点心。

(3) 菜肴方面，少吃用糖渍的菜和用粉条、粉皮拌的菜，不吃油炸食品，宜选择蒸、煮、拌、炖的烹调食物。

(4) 饮料，应选择不含糖的矿泉水、茶水，忌甜饮料和高度酒。

（5）避免用含盐分和脂肪多的调味品，如色拉酱等。

（6）尽量选择新鲜天然食物，如鲜奶、新鲜蔬菜等。

（7）应选择炖汤或清汤，避免浓汤和含脂肪多的汤。

（8）若餐厅提供的食物量过多，应遵照饮食计划中规定的量进食，不要怕浪费而过量饮食。

9．糖尿病患者逢年过节怎样安排饮食？

逢年过节，糖尿病患者也要严格执行饮食治疗。饮食治疗方案都是根据一定原则制定的，要求每个患者最大限度地遵循这个原则。但也有一定的灵活性，如患者对某一食物极感兴趣，也可以少量吃一点。如家人节日欢聚一堂，在一起会餐，如果患者特别想吃一些平时不敢吃的食物，也可以适量地吃一点，只是吃的速度尽量放慢些，不要超量，吃完后增加运动量，或者餐前加一点药量，但这种方式不值得提倡。

10．甜食怎么分类？糖尿病患者可吃甜食吗？

甜食可以分为三类：

（1）自然界甜食，如各种水果、未加糖的纯果汁、蜂蜜。

新鲜水果中含有丰富的果糖、纤维素、无机盐、维生素，食用后其中的纤维素可帮助血糖不致升得过快，所以常常作为糖尿病患者（当空腹血糖＜8mmol/L、餐后血糖＜10mmol/L 时）的首选甜食。蜂蜜中含的果糖比其他单糖类丰富，所以蜂蜜是天然糖类中味道最甜的，虽然其中含有对身体有益的维生素和无机盐，但因为蜂蜜在酿制中加了一定的蔗糖，并且蜂蜜不含纤维素，属于高血糖指数的食品，食用后血糖上升较快，所以应限制蜂蜜的摄入。

（2）添加蔗糖的甜食，如各种糖果、糕点、饮料、蜜饯、水果罐头等。

蔗糖包括白糖、红糖、冰糖，是一种二糖，由 1 分子的葡萄糖和 1 分子的果糖合成，食用后可很快被分解成葡萄糖，使血糖急速上升。另外使用蔗糖制作的各种甜食含的能量都很高，所以这类甜食要禁用。

（3）代用糖（代糖）制作的甜食。代糖是为了替代蔗糖而开发出来的一种新的可以食用的甜味剂。科学家们利用分子的改变提高了代糖的甜度，所以代糖的甜度比蔗糖高几十到几百倍，完全能够满足糖尿病患者对甜味的需求。

目前常用的代糖有木糖醇、糖精及甜菊糖。木糖醇是一种五碳糖，有与蔗糖类似的甜味，在体内不需胰岛素而透过细胞膜扩散到细胞内被代谢利用。糖尿病患者可以食用，但不能过量，否则会引起血中甘油三酯升高。糖精是一种化学合成物，其甜度为蔗糖的几十倍，目前对糖精的利弊尚有争议，糖尿病患者还是尽量少用。

甜菊糖是从南美植物甜叶菊中提取出的一种新型甜味剂，主要成分为甜菊苷类，被誉为世界“第三糖原”。甜菊糖甜度为蔗糖的200～300倍，而其产生的能量仅为蔗糖的1%，所以糖尿病患者可以食用。

11. 糖尿病患者应该限制主食吗?

糖尿病患者需限制主食，但要按照营养医生所计算的主食量进食，不能过多，也不能过少。有的患者吃的主食很少，但血糖反而上升，这是因为当摄入主食过少时，机体为了维持日常生活及生命活动所需，调动体内的升血糖激素如肾上腺素、胰高血糖素等，使糖原分解增加，糖异生增强，从而使血糖上升。对于肥胖的糖尿病患者，一天主食量最少不能低于130g，否则会因为脂肪分解代谢不完全而诱发酮症酸中毒。

12. 烹调用植物油多吃一点有关系吗?

糖尿病的饮食控制是控制全日摄取的总能量。脂肪是机体内三大产热营养物质的重要来源。1g脂肪在体内代谢后能产生9 kcal的能量，1g碳水化合物和1g蛋白质都只可产生4kcal的能量，即同等量的脂肪产生的能量相当于碳水化合物或蛋白质的2倍多，所以控制油脂应该比控制主食和肉类还应严格。

为了减少用油量，烹调方法上要禁忌油炸和油煎，以汆、烩、炖、煮、蒸、炝、拌、焖等为主，每顿饭各种烹调方法要结合，不要每个菜都炒，以免用油过多。一天烹调用油 20～25g（2 调羹半）为宜。

13. 为什么建议糖尿病患者要适当多吃粗粮和蔬菜?

粗粮和蔬菜富含膳食纤维，可延缓胃排空及肠运转时间，使糖吸收减慢。可减少升血糖激素如胰高血糖素等的分泌，使血糖下降。可增加周围组织对胰岛素的敏感性，减少口服降糖药或胰岛素的用量，减少对胰岛β细胞的刺激。

常见食物（按 100 克可食部分计）的膳食纤维含量（克）

种类	食物	纤维含量（克）	种类	食物	纤维含量（克）
水果	柑	0.4	谷类	荞麦	6.5
	桔	0.7		玉米（黄）	6.4
	梨	2.0		高粱米	4.3
	香蕉	1.2		燕麦片	5.3
	苹果	1.2		黑米	3.9
蔬菜	芹菜叶	2.2		小米	1.6
	生菜	0.7		大米	0.6
	西洋菜	1.2		面条	0.2
	大白菜	0.9	豆类	黄豆	15.5
	胡萝卜	1.1		豆浆	1.1
	黄瓜	0.5		豆腐（北）	0.5
	南瓜	0.8		豆腐（南）	0.2

一般只需按照均衡饮食的要求，食物多样，粗细粮搭配，多吃些蔬菜水果就可基本满足人体对膳食纤维的需要。例如，每日一次粗粮（如燕麦、玉米等），一个水果（150～200 克），400～500 克蔬菜。

14. 糖尿病人只要控制好主食就行了，不用控制副食?

不对。因为：(1) 糖尿病人若进食主食不够，碳水化合物不足，体内的蛋白质和脂肪的消化吸收也会受到影响。此时体内会有过多的蛋白质及脂肪分解，容易发生酮症酸中毒。

(2) 副食中肉、豆、油等富含蛋白质和脂肪，在人体代谢过程中，蛋白质的 58%、脂肪的 10%会转变为葡萄糖，所以，若副食不加以控制，过多摄入也会使血糖上升。

(3) 过多的副食摄入，也会增加热能的摄入，使患者体重增加、血脂增高。

(4) 若副食不加以控制，过量的蛋白质摄入会加重肾脏负担，对糖尿病肾病患者尤为不利。

15. 糖尿病患者该怎样预防骨质疏松?

骨质疏松是糖尿病患者常见并发症之一，其原因是由于体内缺乏足够的钙质。饮食上应该注意加强钙的摄入。牛奶含钙比较丰富，250g 牛奶中含 285mg 钙，并且吸收率高，是糖尿病患者最理想的补钙食物。若糖尿病患者每天能保证 500g 牛奶，就可获得

570mg 的钙，再加上其他食物所含的钙量，即可满足人体一天需要的钙量。有的患者对牛奶不适应，也可选择豆类及其制品，如豆浆、豆腐脑、豆腐、豆腐干、腐竹、素鸡、豆腐皮等。同时，多吃些海带、虾皮、绿色蔬菜等含钙高的食物。另外每天还要适当多晒太阳，促进维生素 D_3 的形成，有利于钙的吸收。

16. 糖尿病患者可以进食高脂肪饮食吗？

不可以：(1) 高脂肪饮食会妨碍糖的利用，而糖利用障碍本身就是 2 型糖尿病的一个特点。

(2) 脂肪分解产生甘油和脂肪酸，甘油能被机体利用，脂肪酸却分解为丙酮酸、乙烯乙酸、γ-羟基丁酸，这三种物质在体内储积到一定数量时，超过了小便排泄能力，就会在体内存积，导致酮症酸中毒。

(3) 脂肪在体内只有 10%转化为葡萄糖，而高脂肪饮食会影响碳水化合物的摄入，易造成低血糖。

(4) 脂肪摄入量过高，易导致动脉硬化。所以糖尿病患者要控制脂肪的摄入量，尤其是肥胖患者，副食的选择应以鱼、鸡、豆类、绿叶蔬菜为主，一天烹调用油为 15～25g，即 1 调羹半到 2 调羹半。消瘦者副食的选择除了鱼、鸡、豆类、绿叶蔬菜外，还可选择猪、牛、羊肉，一天烹调用油为 25g，即两调羹半。

17. 糖尿病患者怎样控制脂肪及胆固醇的摄入？

(1) 选择鱼类及豆类食物等食物作为优质蛋白质

的来源。

（2）少吃动物脂肪和内脏。

（3）将煮开的肉汤晾凉后放在冰箱里冷却，撇去上层脂肪。

（4）少吃或不吃油炸食物。

（5）多用炝、拌、蒸、煮、烩、炖、炒等烹调方法。

18. 糖尿病合并心血管疾病者怎样安排副食？

副食可分为优质蛋白质食物和蔬果类食物。糖尿病合并心血管疾病者选择优质蛋白质食物时，要注意该食物中脂肪和胆固醇的含量，应首选豆类、鱼类，其次才是鸡、鸭等禽类，最后是猪、牛、羊等畜类。从含脂肪酸的质量来看，四条腿的动物不如两条腿的动物，两条腿的动物不如没有腿的动物。猪、牛、羊等四条腿的动物，其所含脂肪的胆固醇的量高于两条腿的鸡、鸭、鸽。而两条腿的鸡、鸭、鸽肉中所含脂肪的胆固醇的量大于没有腿的鱼。鱼除了带鱼外，不但不含饱和脂肪酸，还含有丰富的不饱和脂肪酸，有利于降低体内血脂的含量。另外豆类为植物食品，不含胆固醇，所以鱼类和豆类是糖尿病合并心血管疾病者蛋白质食物的最佳选择。蔬果类食物应选择富含维生素C的颜色鲜艳的蔬菜，如青菜、菠菜、青椒、小白菜、茼蒿、空心菜、苋菜、黄瓜、西红柿、生菜、豌豆苗、马齿菜等。因为维生素C可软化血管，对防治心血管疾病有利。

19. 糖尿病患者可以任意吃蔬菜吗？

不可以。因为有些蔬菜含糖分高，如土豆、红薯、莲菜、山药、荸荠、菱角、芋头、百合等，这些蔬菜作主食吃，减少相应的主食量。有些蔬菜含糖分低，如冬瓜、黄瓜、西葫芦、西红柿等，这些蔬菜可以适当多吃一些，并且黄瓜和西红柿还可替代水果来食用。

20. 糖尿病患者如何选择蔬菜？

糖尿病患者最好多选择吃含糖分在1%～4%的蔬菜，如冬瓜、油菜、大白菜、小白菜、黄瓜、青笋、四季豆、菠菜、西葫芦、西红柿、绿豆芽、蘑菇、韭菜、韭黄、蛇豆、笋瓜、苦瓜、茴香、青椒、菜花、茄子、空心菜、香椿、芹菜等。含糖分为5%～8%的蔬菜，如蒜苔、丝瓜、萝卜、黄豆芽、豇豆角、韭苔等，可作为配菜少量食用。可强调一点的是：冬瓜含糖量为1%，还有利尿作用，所以糖尿病患者在饥饿或水肿时可适当多吃冬瓜，如冬瓜炖排骨、冬瓜鲫鱼汤、虾皮烧冬瓜等。

21. 糖尿病患者要限制吃肉吗？

糖尿病患者应限食肥肉，瘦肉还是可以适当吃，因为：

（1）瘦肉是优质蛋白，有人体自身不能合成的必需氨基酸，吸收利用率高。肉类中有较高的赖氨酸，能补充主食中的赖氨酸不足。瘦肉富含脂溶性维生素，能保护上皮细胞，增强呼吸道粘膜的抵抗力。瘦肉中铁的利用率高，对防治贫血有利。特别是鱼肉(除带鱼外)，富含不饱和脂肪酸，能防止血栓形成，降低血脂。

(2) 瘦肉在胃内消化时间长，其中的蛋白质、脂肪在肝脏中转化成葡萄糖也有个过程，所以有稳定餐后血糖的作用，适当吃瘦肉不仅避免了餐后高血糖，也可避免高血糖后发生的低血糖。鉴于以上两个原因，糖尿病患者应适当吃些瘦肉。

22. 糖尿病人晚上多吃些肉类食物行吗?

糖尿病人晚餐多吃肉类食物，会增加胃肠道负担，并使血脂升高。若经常夜间血脂升高，因睡眠时血流速度慢，血脂易沉积在血管壁上，形成动脉粥样硬化。而糖尿病患者本身又易并发心血管病，所以晚餐不能多吃肉类食物。

23. 进食同等量的糯米为何比吃同等量的大米餐后血糖高?

淀粉的不同类型是影响血糖反应的一个因素。支链淀粉含量高的食物比支链淀粉含量低的食物餐后血糖反应高。大米中直链淀粉与支链淀粉含量之比为2∶8，而糯米中所含的全部是支链淀粉，所以食用后易使血糖升高。

24. 糖尿病合并肾病的患者怎样安排饮食？

（1）糖尿病肾病1期和2期：一般难以做到早期发现，早期治疗。主要是早期发现糖尿病，早期治疗糖尿病。

（2）糖尿病肾病3期（微量白蛋白尿期）：是糖尿病肾病的关键时期，也是目前临床发现糖尿病肾病的最早期。若不进行干预，则有90%的患者会发展为临床肾病期。此时肾脏病变尚处于可逆阶段，因此除了积极控制血糖、血压外，及早进行饮食治疗至关重要。此期患者蛋白质的供给量可定量为0.8～1.0g/kg理想体重，具体分配方式为：除了定量主食中所含的蛋白质外，尚可吃1个鸡蛋、150g～300g的鱼、禽、瘦肉类和250g牛奶，豆类及其制品要限制，蔬菜用量同糖尿病饮食。

（3）糖尿病肾病4期（大量蛋白尿期）：蛋白质的供给量可定量为0.6～0.8g/kg理想体重，具体分配方式为：① 植物蛋白质要限制摄取量，主食可用麦淀粉、玉米淀粉、红薯淀粉等代替，另外还可选择一些能量高而蛋白质低的食物，如土豆、红薯、山药、粉丝、芋头、藕粉、荸荠粉、菱角粉等。② 除了定量主食中所含的蛋白质外，尚可吃1个鸡蛋、100～150g的鱼、禽、瘦肉类和250g牛奶，豆类及其制品要限制，蔬菜用量同糖尿病饮食。

（4）糖尿病肾病5期（终末肾病期）：此期由于

肾功能的损害，多数口服降糖药不适宜，是胰岛素治疗的适应证；但此期对胰岛素灭活功能差，易出现低血糖，应在医生指导下使用胰岛素。同时要注意以下几点：

1）蛋白质要严格限制，特别是植物蛋白质，蛋白质的供给量可定量为0.4～0.5g/kg理想体重。主食必须用麦淀粉、玉米淀粉、红薯淀粉类纯碳水化合物代替一部分，另外选择一些能量高而蛋白质低的食物，如土豆、红薯、山药、粉丝、芋头、藕粉、荸荠粉、菱角粉等。

注意：如果因为进食这类纯碳水化合物导致血糖轻度的升高，则应该适量调整胰岛素的用量。以保证糖尿病肾病患者充足的能量摄取。

2）盐。因此期患者往往合并高血压，若患者浮肿或尿量减少，则限制盐的摄入；若伴有呕吐、腹泻，则不应限制盐。

3）水。若患者出现少尿或无尿，要限制水的摄入。一般每天水的摄入量为前一天的排尿量加上500ml的水。若患者合并发热、呕吐、腹泻等症状，则应适当补充水。

4）钾。若每天尿量大于1000ml且血钾正常时，不需限制钾的摄入，可随意选择蔬菜和水果；若出现高血钾，则应限制菜花、蘑菇、土豆、香蕉、菠菜等含钾高的食物。

25. 糖尿病患者怎样吃水果?

(1) 血糖控制不良的患者暂不宜吃水果。

(2) 当空腹血糖小于8mmol/L、餐后2小时小于10mmol/L、糖化血红蛋白小于7.5%时可以吃,但要计入全日总热能摄取量中,每天吃一个交换份数的水果,如吃500g西瓜,或者200g的苹果。

(3) 吃水果时,要避开一天中血糖的高峰时间,选择血糖在一天中的最低时间。一般吃水果最佳时间应在下午3～5点,或者在两餐之间至少间隔1个小时,当然患者可根据自己的血糖情况来灵活掌握。

(4) 水果最好不要和正餐一起吃,有的患者吃完饭立即吃水果是错误的,这样容易使血糖上升。

(5) 由于个体差异,有的患者进食某一种或几种水果血糖升高不明显,可适当多吃,所以患者要善于摸索,在吃水果时勤测血糖或尿糖,找出最适合自己的水果。

(6) 若因特殊情况,水果吃多了,可尝试用以下方法来补救:①减少主食量;②增加运动量;③口服降糖药者,增加半片药;注射胰岛素者,在吃水果后,多追加2～4单位的胰岛素。

26. 为什么主张糖尿病患者吃多糖类食物?

(1) 正常人食用单糖和双糖类食物后胰岛素迅速被释放出来以降低血糖至正常范围。糖尿病患者胰岛功能下降，胰岛素对高血糖刺激的快速释放反应延迟，当食用单糖和双糖类食物后，由于肠道吸收迅速，容易发生高血糖。这样，当血糖在高峰时，血中胰岛素浓度尚低，待胰岛素浓度上升时，血糖已下降，这时血中过多的胰岛素浓度可导致低血糖。所以糖尿病患者要限制吃单糖和双糖类食物。

(2) 糖尿病患者宜吃多糖类食物，如各种五谷杂粮。因为粮食中所含的糖分为淀粉，要经过一定的消化过程转化为单糖才能被吸收到血液中，其消化吸收过程较单糖慢，血糖升高过程所需时间也长，正好适应 2 型糖尿病胰岛素释放缓慢的状态，可以避免突然的高血糖及后发的低血糖反应。

27. 糖尿病患者要限食盐吗?

糖尿病患者要限食盐，因为：

(1) 盐可以增加淀粉酶活性，促进淀粉消化和促进小肠吸收游离葡萄糖的作用，引起血糖上升。

(2) 盐能增加食欲，增加饮食量，不利于控制饮食。

(3) 盐摄入过高，可诱发高血压病，会加速和加重糖尿病大血管并发症的发展。为了预防心脑血管疾病，应限制食盐的摄入量，一天 4～6g 为宜。

28. 糖尿病人可以随意吃瓜子、花生、核桃吗?

糖尿病人不要随意吃瓜子、花生、核桃等硬果。因为瓜子、花生、核桃为能量密度高的食品，富含脂肪，大约 15g（18 粒）花生、36g（90 粒）瓜子或三个中等大小核桃仁就分别相当于一调羹油（约 10g），若一天吃了 500g 瓜子，就相当于吃了 138g 油脂。所以糖尿病人不要随意把瓜子、花生、核桃等硬果类食物当零食吃。

100 克干坚果（可食部分）的主要营养成分

食物名称	热量(kcal)	蛋白质(g)	脂肪(g)	膳食纤维(g)	碳水化合物(g)	维生素E(mg)	钾(mg)	钙(mg)	镁(mg)	锌(mg)	硒(μg)
白果	355	13.2	1.3	—	72.6	24.70	17	54	—	0.69	14.50
核桃	627	14.9	58.8	9.5	9.6	43.21	385	56	131	2.17	4.62
花生*	589	21.9	48.0	6.3	17.3	12.94	563	47	171	2.03	3.90
葵花子*	616	22.6	52.8	4.8	12.5	26.46	491	72	267	5.91	2.00
莲子	344	17.2	2.0	3.0	64.2	2.71	846	97	242	2.78	3.36
栗子	345	5.3	1.7	1.2	77.2	11.45	—	—	56	1.32	
南瓜子*	574	36.0	46.7	4.1	3.8	27.78	672	37	376	7.12	27.03
松子*	619	14.1	58.5	12.4	9.0	25.20	612	161	186	5.49	0.62
西瓜子*	573	32.7	44.8	4.5	9.7	1.23	612	28	448	6.76	23.44
榛子*	594	30.5	50.3	8.2	4.9	25.20	686	815	502	3.75	2.40

*炒熟

从表中可以看到，每 100 克花生含 589 千卡热量，每 100 克瓜子包括葵花子、西瓜子所含热量大于 570 千卡，均比同等重量的米饭、猪肉、羊肉、鸡鸭肉所含热量多。它们的脂肪含量也特别高，近一半以上是脂肪。不加限制地食用花生和瓜子会增加热量和脂肪摄入，使体重增加，血脂升高，不利于血糖和血压的控制。所以，不宜多食用花生和瓜子，尤其不可食用加糖葵花子和南瓜子。

现在，经常听人说南瓜子有降糖作用，市场上还有以南瓜制的保健食品，专用于糖尿病患者。这种认为南瓜子有降糖功效的观点是片面的。南瓜子虽含有较少的糖及膳食纤维，但也含有较高的脂肪及蛋白质，每 100 克南瓜子含 46.7 克脂肪，如果多食，同样不利于糖尿病病情的控制。

29. 为什么建议糖尿病患者常吃混合食物?

混合食物不但营养平衡，而且消化速度相对缓慢，食物中碳水化合物吸收速度也减慢，血糖升高速度也随之减慢，符合 2 型糖尿病患者胰岛素分泌高峰延迟的状况，可避免餐后高血糖，也可避免餐前低血糖。

30. 糖尿病患者可任意吃富含膳食纤维的食物吗?

粗粮、蔬菜等富含膳食纤维，为糖尿病患者的理想食物。因为膳食纤维能延缓食物吸收，降低餐后血糖、减轻体重、降低血脂、防止便秘。但糖尿病人也不要任意进食富含膳食纤维的食物，因为摄入膳食纤维过多也会引起胃肠道反应、大便次数增多甚至腹泻。有的老年糖尿病患者由于晚餐过多摄入富含膳食纤维的食物而造成腹胀，以至于影响夜间休息，结果次日血糖反而上升。所以，特别是老年糖尿病患者，晚餐吃菜及粗粮一定不能过多，一天吃膳食纤维的量达到 20～25g 即可。

31. 糖尿病患者可以任意饮酒吗？

糖尿病患者不可以任意饮酒，因为：

（1）酒中所含的酒精也能产热（1g 酒精可产生 7kcal 的热能），但却不含其他营养素。

（2）饮酒会使肝脏对低血糖的抵御能力下降，从而容易诱发低血糖。

（3）长期饮酒可损害肝脏，诱发高甘油三酯血症。所以糖尿病患者若要饮酒，最好少量饮用含酒精浓度低的啤酒或葡萄酒，而且不要空腹饮用。

32. 糖尿病患者可以随意使用调味品吗？

调味品中除盐及酱油要少用、糖要禁用外，其余如葱、姜、蒜、醋、代用糖、花椒、八角、丁香、桂皮、草果、肉蔻、茴香等，虽然少含或不含能量，但有些为辛辣刺激的调味品，最好是适量使用。

另外辣椒、胡椒、芥末等可刺激食欲，对饮食控制不利。所以要少用。

33. 糖尿病人如何避免“黎明高血糖”现象？

有些患者夜间常常出现低血糖现象，而早上又出现高血糖，这其实是机体的一种代偿反应，叫“黎明前高血糖”现象。低血糖刺激使体内升血糖激素（肾上腺素、胰高血糖素等）分泌增加，促进肝糖原分解，使清晨及早餐后显著高血糖，这时胰岛素消耗量大，使原本功能不佳的胰腺负担更重，血糖更不易控制。这种情况多数是降糖药物使用不当而引起，可调整药物剂量，也可以在夜间临睡前加餐，如进食 25g 馒头或 4 块苏打饼干加 1 小杯牛奶等方法，这样可有效地预防夜间低血糖，从而也预防“黎明高血糖现象”的发生。

34. 肥胖糖尿病患者开始控制饮食时常有类似低血糖反应的现象，怎么办?

肥胖糖尿病患者，在饮食治疗前饮食量往往在一个高水平，进行饮食控制时，所计算的饮食量和以前相差很大，由于饮食量的突然减少，常常使患者血糖大幅度下降，从而出现饥饿、出汗、心慌等类似低血糖的症状，而此时查血糖并不低，属于正常范围或高于正常值，这种现象叫做相对性低血糖。这是由于血糖下降过快，机体对下降后的血糖水平不适应所造成的。为了避免这种现象，饮食控制应采取循序渐进的方式，刚开始时，以每天递减 100kcal 左右的热能的速度逐步进行，直到所计算的治疗饮食为止。

35. 糖尿病患者为何定时定量进餐?

有些正常人即使一天不吃饭也不会发生低血糖，因为在饥饿时糖原异生加快，体内有较多的蛋白质在肝脏转化成葡萄糖，合成肝糖原，维持血糖正常。但因为这样使蛋白质分解代谢加剧，出现肌肉萎缩，抵抗力下降，所以不能长期如此。糖尿病患者由于糖及蛋白质代谢紊乱，若就餐不能定时定量，就容易发生低血糖。

有些糖尿病患者大量进食后，由于其胰岛素水平在 2 小时内为低平，所以容易使餐后血糖上升，而当所摄入的食物消化吸收过程几乎结束时，体内胰岛素水平逐渐达高峰，此时易引起下一餐前低血糖。若采取少食多餐的方式，就可以和糖尿病患者胰岛素分泌高峰延迟的特点相吻合，从而避免餐后高血糖和下餐前低血糖的现象。

36. 糖尿病患者早餐量怎样安排比较好?

因为早上肝糖原分解旺盛，对抗胰岛素的激素水平较高，易发生早餐后高血糖。所以糖尿病人一天三餐能量按 1/5、2/5、2/5 分配较为合适。

37. 糖尿病人怎样改善早餐后、午餐前的血糖?

早餐后、午餐前的血糖往往难以控制，主要原因是：首先，早晨对抗胰岛素的各种激素较多，肝脏产生大量葡萄糖，所以血糖升高。其次，也与早餐的烹调方法和早餐难以定量有关，血糖高者早餐往往是以稀饭为主者，早餐的面食也比较难定量。

所以说：早餐的搭配很重要。早餐要做到干稀搭配，干的可选择富含碳水化合物的燕麦、荞麦、全麦面包、苏打饼干、咸面包、烧饼、馒头、花卷、菜包子等，稀的可选择富含蛋白质的牛奶、豆浆、豆奶、酸奶、豆腐脑等。另外还可吃些小菜，如拌黄瓜、白焯苦瓜、炒青菜等，但最好少吃咸菜、榨菜等，因为糖尿病患者要限制食盐的摄入。

38. 糖尿病患者怎样安排加餐?

糖尿病患者加餐时间和每餐摄入量对口服降糖药和注射胰岛素者很重要，要避免某一时间的主食量偏高或偏低，以防大剂量口服降糖药或胰岛素作用时血糖大幅度下降，引起低血糖反应。加餐方法是，从早、中、晚餐中各抽取一部分主食（一般为 25g）和副食（一般为半个鸡蛋），分别移到早上 9 点、下午 3 点及晚上临睡前。睡前加餐应注意以下几点：①若睡前血糖大于 10mmol/L，不必加餐；②若睡前血糖在 5.6～10mmol/L 之间，可在睡前加 25g 主食（如 4 块饼干）；③若睡前血糖小于 5.6mmol/L，则在睡前加四块饼干和 250g 牛奶。

39. 糖尿病患者如何合理安排膳食?

（1）膳食花样经常变换，如今天面条、明天馒头、后天米饭，但饮食的“种类”不能变，如患者应每天各种食物搭配着吃，不能今天的主食都是粗粮、副食都是各种肉类，明天的主食又都是细粮，副食都是各种豆类。因为每一种食物对血糖的影响都不一样，只有均衡着吃，才能使血糖保持平稳。

（2）饮食的分配最好保持一致，以利于血糖的稳定。如1天吃250g主食，可以早上50g、中午100g、下午100g。最好不要早上、中午只吃50g，下午吃150g。既不要随意把这一顿的饭挪到另外一顿吃，更不要把这一天的饭移到另外一天吃，因为今天多吃血糖上升很高，明天少吃，血糖又下降，这样很难通过药物让血糖达到相对稳定。

(3) 进餐次数固定有利于调整血糖，如果今天两餐，明天四餐，就会使口服降糖药药效不佳，更易引起低血糖或高血糖。

(4) 进餐时间固定有利于胰岛细胞形成有规律的条件反射，改善胰岛功能。一般糖尿病患者至少一天三餐，如早上7～8点、中午11～12点、下午18～19点，需加餐者，可将时间安排在早上9点、下午3点或晚上9点。病情波动、口服降糖药或注射胰岛素者每天可以安排5～6餐，对注射胰岛素者来说，早上9点及晚上临睡前加餐尤其重要，由于早餐前胰岛素用量大，往往于上午10～11点出现低血糖。晚餐前注射胰岛素，易引起夜间低血糖。用中效混胰岛素者，宜在下午3点及睡前加餐。加餐内容最好是主食及肉蛋豆各占一部分，这样有利于防止后半夜低血糖，因为蛋白质在体内经过一段时间才能转变为葡萄糖。

40. 糖尿病人如何完善自己的均衡饮食?

糖尿病饮食热量分配观点的历史进展

年代	蛋白质（%）	脂肪（%）	碳水化合物（%）
1915～	15	76	9
1930～	15	63	22
1950～	15	45	40
1960～	15	35	50
1980～	10～20	<30	50～60

从上表可以看出，糖类（碳水化合物）从最初的9%上升到如今的50%～60%，而脂肪却从最初的76%下降到如今的30%及以下，说明了糖类（碳水化合物）在糖尿病饮食中的重要意义。现如今，糖尿病人三大营养物质和其他营养素的推荐量，与常人的要求相差无几。说明了无论是糖尿病人，还是正常人，追求营养均衡的健康饮食模式，才是最适宜的饮食方式。下面谈谈糖尿病人三大营养物质的需求和食物来源。

（1）碳水化合物（即糖类）。

碳水化合物占每日总热量的50%～60%，约200～300克。碳水化合物包括多糖、双糖、单糖，统称糖类。

多糖如淀粉，在米、面等谷类（碳水化合物含量在80%左右）和山药、马铃薯等根茎类（碳水化合物含量在20%左右）较多。糖尿病人应以多糖食物为主要。蔬菜中碳水化合物的含量在1%～4%之间，并且还含有较多的膳食纤维，后者也属于多糖，可多吃。双糖主要指蔗糖，在白糖、红糖等精制糖中含量多，它们含糖量达到90%及以上。双糖对血糖影响大，应尽量少吃。单糖，指果糖、葡萄糖等。果糖在水果中含量较多，对血糖的影响小，但有些水果含有葡萄糖也多，因而应选择适宜的水果。

在选择富含碳水化合物的食物时，不仅仅要考虑到碳水化合物的含量，还要考虑到碳水化合物的来源，因为碳水化合物的来源不同，其性质不同，对餐后的血糖影响就不同。一般认为，单糖在体内吸收快，多糖吸收较慢，后者对餐后的血糖影响相对小。但是，也不完全如此。

目前，评价含碳水化合物食物对餐后血糖的影响，是采用食物的血糖生成指数。血糖生成指数越高的食物，其餐后血糖升高越快，幅度越大，反之亦然。常见的食物生成血糖指数和使用方法参见本书相关章节。

（2）脂类。

脂类，平时大家都称脂肪，每日占总热量的20%～30%。脂肪又分为饱和脂肪酸、多不饱和脂肪酸、单不饱和脂肪酸。饱和脂肪酸摄入量低于总热量的10%，多不饱和脂肪酸摄入量低于或等于总热量的10%，单不饱和脂肪酸摄入量占总热量的

10%～15%。

单不饱和脂肪酸的主要来源有橄榄油、花生油、坚果、茶油，它们对改善糖代谢、保护心脏有益。多不饱和脂肪酸的主要食物来源有鱼油以及多数植物油，如玉米油、豆油、红花油、葵花子油等，它们具有抗氧化的作用，可预防动脉硬化。饱和脂肪酸的主要食物来源有猪、牛、羊等脂肪，禽类皮下脂肪，黄油、椰子油、棕榈油等，易引起动脉粥样硬化和血管病变，应限制摄取。

脂类还包括胆固醇，其摄入量的要求是每日＜300 毫克。富含胆固醇食物有动物内脏，如肝脏、心、脑、肾等，以及蛋黄、蟹黄、干鱿鱼、干墨鱼等。

（3）蛋白质。

蛋白质占每日总热量的 10%～20%，动物蛋白至少占 1/3 以上。动物蛋白质的必需氨基酸含量和比例与人体最为接近，消化吸收好，属于优质蛋白质，食物来源有鱼类、禽畜肉类（蛋白质含量 20%左右）、蛋类（蛋白质含量 12%左右）和乳类（蛋白质含量 4%左右）。

植物性蛋白质中，大豆类蛋白质含量最高，是植物中的优质蛋白质。黄豆的蛋白质含量在 35%。非大豆类的豆类，如扁豆、芸豆等也在 20%以上。谷类食品含蛋白质 8%～12%。豆类的含硫氨基酸不足，而谷类的赖氨酸相对不足，二者可以相互补充，共同进食可以提高蛋白质吸收率，这在营养学上称蛋白质互补作用，因此提倡多种植物蛋白、动植物蛋白混合食用。

以下 14 句通俗易懂的饮食歌谣可方便糖尿病人记忆并完善自己的均衡膳食：

（1）白水：冷热开水，多多益善。

（2）米面：巧妙搭配，一碗不多。

（3）蔬菜：绿红黄白，适量多吃。

（4）水果：糖分高低，区别对待。

（5）鱼肉：鱼比肉好，肉以禽好。

（6）鸡蛋：一天一个，刚好足够。

（7）奶豆：每天一次，不能不吃。

（8）油脂：一餐一匙，按量为宜。

（9）食盐：清淡饮食，咸腌不吃。

（10）杂类：薯类菇类，少量常吃。

（11）坚果：花生瓜子，偶尔少食。

（12）糖果：甜食糖点，浅尝即可。

（13）油炸：油炸油煎，一点不沾。

（14）烟酒：戒烟慎酒，寿命长久。

常见食物选择参考

类别	随意进食	适量食	少食或不食
粮谷类		米、面、粉、全麦面包、某些饼干、麦片、红米、黑米、小米、玉米、荞麦、燕麦等	糯米、糯米粉、快食面、伊面、油面、中西式甜品及糕点、箭糕、芋角、煎堆、咸水角、油饼、油条
调味品	姜、葱、蒜、果皮、胡椒、醋	豆豉、酱油、盐、茄汁、味精鸡粉、生粉、沙拉酱、果汁、甜叶菊甙、阿斯巴甜	甜酱、砂糖、海鲜酱、蜜糖、酸甜酱、花生酱、蚝油、柱侯酱、酸梅酱
饮品	清水、淡茶、汤、柠檬水	水果汁（纯水果制作）	各式啤酒、米酒及烈酒、汽水、罐装果汁、肥腻肉汤及忌廉汤糖水
肉鱼蛋类		鸡、鸭、鱼、虾、瘦猪、牛、羊肉、瘦排骨、田鸡、鸡蛋	罐头肉如午餐肉、香肠、回锅肉、五花肉、肥排骨、猪皮、内脏、烧腊、卤味、猪牛肉干、肉松、咸鱼、咸肉、成蛋
豆类及其制品		黄豆、豆芽、水豆腐、豆干、豆皮、淡豆浆、豌豆、绿豆	油豆泡、豆豉、腐乳

续表

类别	随意进食	适量食	少食或不食
蔬菜瓜果类	所有绿叶蔬菜及含水分多的瓜类，如青瓜、冬瓜	大部分新鲜水果，根茎类如马铃薯、芋头、莲藕、红薯、南瓜等	酸甜瓜/菜、蜜饯凉果、罐头水果、果酱，干果如杏脯、应子、提子干，较甜水果如荔枝、龙眼、榴莲、柿子、木瓜
奶类及其制品		淡奶粉、淡奶、脱脂奶、无糖酸乳酪、淡豆奶、奶酪	炼奶、加糖奶、麦乳精、美禄、阿华田、巧克力饮品、雪糕、加糖酸奶
配菜		金针、菇类、云耳、虾米、蚝豉、淡菜、海带、紫菜	红枣、蜜枣、无花果、罗汉果、圆肉
油脂类		植物油如花生油、豆油、菜子油、玉米油、橄榄油	动物油脂如猪油、鸡油、牛油，棕榈油、椰子油

常见食物的脂肪百分比含量（按100克可食部分计）

脂肪含量（%）	食物名称
0～0.5	稻米（标准）、面粉（富强）、粉丝、藕粉、绿豆芽、豇豆、扁豆、甘薯（山芋）、马铃薯（土豆）、山药、荸荠、蔬菜（嫩茎、叶、花类、瓜茄类）、海带（水浸）、鲜果（水果）、鸡血、啤酒、发酵醋（米醋）、年糕、汽水
0.5～1	豌豆苗、河蚌、螺蛳、白酒、酱油（一级）、甜面酱

续表

脂肪含量（%）	食物名称
1～5	玉米、标准面粉、绿豆、白扁豆、豆奶、蚕豆、黄豆芽、蘑菇、酸乳（中脂）、香菇（鲜）、金针菇、兔肉（野）、牛乳、大部分鱼和虾、五香豆、瘦牛肉、瘦羊肉
5～10	油面筋、赤豆、豆腐干、毛豆、紫菜、猪肾、猪心、猪肝、猪肺、猪肚、火腿肠、太仓肉松、鸡胸、饼干（苏打）、面包
10～20	黄豆、油豆腐、千张（薄）（百叶）、猪大排、猪腿肉（瘦肉）、猪大肠、猪舌、红肠、羊肉、鸡（全、无内脏）、鸡翅膀、鸡腿、酱鸭（热）、鸡爪（凤爪）、鸡蛋（红壳）、鸭蛋、小笼馒头、饼干、月饼
20～40	猪夹心、猪肋排、猪蹄筋、猪蹄、无衣小红肠、福建肉松、鸭（全、无内脏）、盐水鸭（熟）、奶粉（全脂）、牛肉干、巧克力、饼干（曲奇饼）、奶酪（干）
40～60	黑芝麻、稀奶油、西瓜子仁（生）、花生仁（花生米）、葵花子仁（生）、南瓜子仁（生）、芝麻酱、核桃（干）
60～100	肥猪肉、植物油、动物油

蛋类的胆固醇含量

食物	胆固醇（mg）	食物	胆固醇（mg）
鸡蛋（100克，不带壳）	585	鸭蛋（100克，不带壳）	565
鸡蛋1只（50克，带壳）	262	鸭蛋1只（60克，带壳）	298
鸡蛋黄1只	262	鸭蛋黄1只	298
鸡蛋白1只	0	鸭蛋白1只	0
鹌鹑蛋(100克，不带壳)	515	鹅蛋（100克，带壳）	704
鹌鹑蛋1只(11克，带壳)	49	鹅蛋1只（60克，带壳）	367
鹌鹑蛋黄1只	49	鹅蛋黄1只	367
鹌鹑蛋白1只	0	鹅蛋白1只	0

常见食物的胆固醇含量（mg）（可食部分按100克计）

食物	胆固醇	食物	胆固醇	食物	胆固醇
肉类					
猪脑	2571	牛脑	2447	羊脑	2004
猪腰	354	牛腰	295	羊腰	289
猪肝	288	牛肝	297	羊肝	349
肥猪肉	109	肥牛肉	133	肥羊肉	148
猪肺	290	牛肺	306	羊肺	319
猪肚	165	牛肚	124	羊肚	104
瘦猪肉	81	瘦牛肉	58	瘦羊肉	60
猪血	51	牛血	71	羊血	92
鸡	106	鸭	94	鹅	99
海产鱼类					
蟹肉	65	龙虾	121	鲫鱼	130
蟹（海蟹）	125	虾（海虾）	117	鲫鱼子	460
蟹（河蟹）	267	虾（河虾）	240	墨鱼（干）	316
蟹子	985	海参	62	墨鱼	226
鱿鱼（干）	871	黄鳝	126		
油类					
奶油	168	鸭油（炼）	83	猪油（炼）	93
酥油	351	羊油（炼）	107		
黄油	296	牛油（炼）	135		

一些常吃的高血糖指数食物及其替代方法

高血糖指数食物	可替代的相应低血糖指数食物或搭配方式
馒头	粗粮馒头（如玉米馒头等） 菜包子 韭菜或白菜饺子 馒头＋豆浆或牛奶 馒头＋青菜
面条或粉	面条或粉＋青菜＋鱼片

续表

高血糖 指数食物	可替代的相应低血糖指数 食物或搭配方式
粥	豆浆或牛奶 麦片 黑米粥 粥＋麦片 谷豆混合粥 粥＋鱼片
白面包	全麦面包 酵母面包 粗面包 燕麦 谷豆混合粥
饼干	加干果或全谷类如燕麦制作的饼干 特殊加工低血糖指数饼干，如达能牛奶香脆
蛋糕等糕点类点心	水果 燕麦和全谷类制作的糕点
热带水果，如菠萝、香蕉等	温带气候的水果，如苹果、桃子、油桃等
土豆	偶尔可少量食用，但多数时候宜用面食和豆类替代
稻米	用面类代替 用豆类部分替代 用小麦、黑米、玉米等粗杂粮代替或者部分替代 含直链淀粉多的籼米 饭＋青菜＋鱼 面条＋青菜

41. 糖尿病人可以随意吃植物油吗？

常见油类的脂肪酸百分比（%）

常见用油	饱和脂肪酸	单不饱和脂肪酸	多不饱和脂肪酸
橄榄油	16	75	9
花生油	19	53	28
葵花子油	11	19	70
玉米油	15	31	54
大豆油	14	24	62
椰子油	91	5	4
菜油	13	59	28
苦茶油	10	83	7
芝麻油	16	54	30
芥花油	6	58	36
猪油	43	47	10
牛油	48	49	3

从表可知，猪油、牛油等动物油含饱和脂肪酸高。由于动物肉类含有较多的动物油脂，每日吃肉的时候，就摄入了许多饱和脂肪，已足够身体需要。需要提醒的是，肥肉，鸡、猪、羊的皮，五花肉、内脏等都含大量的饱和动物油脂，应少吃或不吃。

植物油，除了椰子油外，普遍含有较多的单不饱和脂肪酸和多不饱和脂肪酸。单不饱和脂肪酸和多不饱和脂肪酸在人体内有许多重要作用。

（1）单不饱和脂肪酸。

单不饱和脂肪酸是在碳链上含有1个双键的脂肪酸。单不饱和脂肪酸能降低血清胆固醇、低密度脂蛋白胆固醇和甘油三酯的含量，同时可增加血清高密度脂蛋白胆固醇的含量，从而减缓动脉粥样硬化，有效预防冠心病。单不饱和脂肪酸还能增加抗氧化酶的活性，降低结肠癌、乳腺癌的危险性，改善葡萄糖耐量，预防糖尿病。单不饱和脂肪酸建议摄入量是占每日总能量的10％～15％。

单不饱和脂肪酸含量非常高的食品是橄榄油和大杏仁。橄榄油含有丰富的单不饱和脂肪酸（75％），主要产于地中海国家，是膳食油脂的主要来源。地中海沿岸国家居民膳食中脂肪摄入量虽高，但是冠心病发病率较其他西方国家为低，一定程度上说明了单不饱和脂肪酸有益于心血管健康。

（2）多不饱和脂肪酸。

多不饱和脂肪酸是在碳链上含有2个或2个以上双键的脂肪酸。多不饱和脂肪酸，可降低血中胆固醇，减少动脉硬化发生的危险性。多不饱和脂肪酸中的亚油酸和亚麻酸在人体内不能合成，必须取自食物，故称“必需脂肪酸”，缺少它们就会产生一系列缺乏症状，如生长迟缓、皮炎等。这些脂肪酸在豆油、玉米油、棉籽油、芝麻油、葵花子油、花生油中含量最高。多不饱和脂肪酸建议摄入量是占每日总能量等于或小于 10%。

大多数人都知道动物油多吃有害，其实植物油也不是越多越好。

食用不当，植物油也会导致高血脂。这是因为植物油与动物油一样都是高热量物质，在体内产生的热量同动物油基本相同，都是每克释放约 9 千卡的能量。可以想象，如果植物油摄入过多（即使是橄榄油等好的植物油），同样会导致机体摄入的热量过多，剩余的脂肪累积，后果就是肥胖和高血脂了。

植物油过多还会有其他不好的地方。膳食中油脂根据其饱和程度分为饱和脂肪酸、单不饱和脂肪酸与多不饱和脂肪酸，它们也应该构成一定的比例才对人体健康有益。如果某些脂肪酸过高，三者比例失调，都不利于机体健康。

此外，植物油中的不饱和脂肪酸较高，极易被氧化而产生过氧化物质。过氧化物质可引起脑血栓和心肌梗死等疾病，甚至可能诱发癌症。当植物油经过长时间加热时，不饱和脂肪还会因高热的影响，起化学反应变成对人体有害的饱和脂肪，譬如用来炸油条、炸鸡、煎葱油饼所用的植物油，由于重复的加热作用，会变成对血管不利的饱和脂肪。

从以上分析看出，糖尿病人应选择植物油，而避免动物油。那么怎样食用植物油才算科学呢？上表中的植物油（除椰子油外）都适合糖尿病选食。如有高脂血症的糖尿病人，可选择含单不饱和脂肪酸比例较高的植物油，如橄榄油和茶油。植物油的摄入量，应与摄入的总热量相适应。总热量越多，植物油就越多。一般情况下，炒菜用的植物油每人每日20～25克比较适宜。肥胖和高血脂的患者，应该再减少，但不应少于10～15克。

42. 糖尿病人可以任意喝酒吗?

很多糖尿病人认为酒里面不含糖，多喝点不碍事。其实，这个观点是错误的，糖尿病人不可以任意喝酒：

（1）饮酒可诱发糖尿病并发症，长期大量饮酒除可引起营养缺乏、肝脏损害，对糖尿病病情控制不利。

酒精可干扰体内糖、脂和蛋白质代谢，使血糖升高。长期过量饮酒可导致高血脂，还会损害胰腺，严重的会导致酮症酸中毒。

（2）经常喝酒容易诱发低血糖。

酒精阻滞降糖药分解与排泄，易引起低血糖。用胰岛素治疗的患者，空腹饮酒易出现低血糖。酒精可耗竭肝糖原贮备，抑制糖异生而加重磺脲类降糖药的低血糖效应，可引起心慌、气短、面颊发红等。

（3）经常喝酒易导致食物总量摄入过多。

酒精中的乙醇易氧化产热。每克乙醇可产生7.1千卡能量，介于糖和脂肪之间。饮酒加上过多进食其他食物，常使总热量过多，使血糖水平不易控制。

有报道说，大量饮酒使糖耐量降低，而少量饮酒则对其影响甚微。还有人指出，乙醇本身虽对胰岛β细胞分泌胰岛素无刺激作用，但可能有一定的增强胰岛β细胞对刺激物（如糖类）的反应程度。从这些说法来看，糖尿病并不是完全不可以喝酒，但要看对象和饮酒的时机及方法。原则上，糖尿病人不宜饮酒。但是，对那些习惯长年饮酒，而又无法戒断的人来讲，当血糖控制稳定，无严重的并发症时，可适量饮酒。但要注意以下几点：

第一，饮酒也要看时机。

能否开戒饮酒，应咨询医生。如果有肝脏疾患，空腹血糖超过 6.1mmol/L，餐后血糖超过 11.1 mmol/L，或者合并有高血压、高甘油三酯、胰腺炎和严重心脏病的，以及使用胰岛素的糖尿病患者，均不宜饮酒。

第二，饮酒前适量吃些食物。

饮酒前吃些饼干、坚果等富含碳水化合物食物，可使体内充分贮备肝糖原，防止毒素对肝细胞损害，减少乙醇性脂肪肝的发生，防止低血糖发生。

第三，注意饮酒应酬的技巧。

俗话说，无酒不成宴席。节日期间，亲朋好友欢聚一堂，免不了要饮酒祝福。如果遇到节假日，需要应酬饮酒，可采取以下技巧：①改劝酒为敬酒，主随客便为敬；②以无糖饮料或茶水代酒；③避免同有劝酒习惯的人同桌；④有病在身，要向亲戚和朋友讲明；⑤在酒桌上干脆滴酒不沾。

第四，吃一些有助于解酒、解毒的食物。

有些食物可以缓解酒精的危害，如芹菜汁、牛奶、萝卜汁、浓米汤、绿豆汤等。苹果、橙、柑、菠萝、杨桃等新鲜水果及其果汁都有一定的作用，可在酒后少量食用。

第五，饮酒量要限制。

每日饮酒量，以1～2个酒精单位为限。一个酒精单位大约指40度白酒30毫升，或果酒（含10%的酒精）125毫升，或啤酒（含4%的酒精）300毫升。每个酒精单位大约90千卡热量，应列入全日总热量之中，还要减少相应的主食量。

第六，选择健康的酒类。

宜选择酒精浓度低的酒，以果酒之一的干红葡萄酒为优，尽量避免白酒。红葡萄酒中存在一种被称为槲皮酮的植物色素成分，它有助于维护血管的弹性和血液畅通，对预防心脏缺血和心血管疾病有益。

第七，选择合适的饮酒时间。

每天下午两点以后饮酒较安全。因为上午几个小时，胃中分解酒精的酶类浓度低，饮用等量的酒，较下午更易吸收，使血中的酒精浓度升高，对肝、脑等器官造成较大伤害。空腹、睡前、感冒或情绪激动时不宜饮酒，尤其是白酒，以免心脑血管受损害。服药前及服药期间也不宜饮酒。

第八，选择合适的下酒之菜。

选择理想的佐菜既可饱口福，又可减少酒精之害。从酒精的代谢规律看，最佳佐菜当推高蛋白和富含维生素的食物。因为酒精经肝脏分解时需要多种酶与维生素参与，酒的度数越高酒精含量越大，所消耗的酶与维生素也就越多，故应及时补充。富含蛋氨酸与胆碱的食品尤为有益，如新鲜蔬菜、鲜鱼、瘦肉、豆类、蛋类等。切忌用咸鱼、香肠、腊肉下酒，因为此类熏腊食品含有大量色素与亚硝胺，与酒精发生反应，不仅伤肝，而且损害口腔与食管黏膜，甚至诱发癌症。

最后建议，应把饮酒列入饮食计划中，无论你是经常外出饮酒，还是偶尔为之。

43. 糖尿病人应该怎样选购“无糖食品”?

市场上很多糖尿病食品专卖店里摆放着许多无糖食品，有无糖饼干、无糖巧克力、无糖奶粉、无糖营养麦片、无糖饮料……可谓琳琅满目，五花八门。元糖食品真的无“糖”吗?糖尿病人可以任意进食无糖食品吗?

无糖食品也有“糖”。

无糖食品其实只是指不含蔗糖（甘蔗糖和甜菜糖）和葡萄糖、麦芽糖的食品，但可含有食糖替代品，如麦芽糖醇、山梨醇、木糖醇、乳糖醇，它们能量低，对血糖影响小。面对市场上种类繁多的无糖食品，糖尿病人往往会眼花缭乱。一些所谓的无糖食品，实则是有糖的食品，如果患者不会选食，将会影响病情控制，因为无糖食品可以含有其他规定的糖分，如麦芽糖醇、淀粉等。

无糖食品是一些食品厂家的叫法，主要是在加工过程中不添加糖类，但许多食品本身就含有糖分。比如无糖糕点，它本身是用粮食做成的，它在人体内最终仍要分解成葡萄糖，还有藕粉、奶粉等也含糖。谷物和藕粉中的淀粉、奶粉中的乳糖都是糖类，只是叫法不同而已，这些无糖食品中的多糖、双糖都会引起血糖升高。

值得糖尿病人注意的是，无糖食品还有许多假货。随着我国糖尿病人逐渐增多，企业家也看好了这个庞大的消费群体，各种五花八门的无糖食品便应运而生了。大多数消费者觉得，只要产品上写着“无糖”，就不会有什么问题了，根本不知道一个“糖”字居然有这么多的讲究。那些不法经营者，就是利用消费者的“无知”来钻空子生成一些假的无糖食品。例如，有的无糖食品，标有小字“无蔗糖”，欺骗消费者。事实上，无蔗糖不等于无其他单糖（葡萄糖、果糖、半乳糖、核糖等）或双糖（乳糖、麦芽糖等），所以该类产品是无蔗糖产品，而不是无糖产品。有的却“偷梁换柱”，把蔗糖的替代品糖精充作甜味剂。更有的厂家，虽然明显标注“无蔗糖”，但在其配料表中却标注加有白砂糖或葡萄糖，而蔗糖和白砂糖是一回事，只是叫法不同而已。

还有的厂家鼓吹，无糖食品可降糖。很多“无糖食品”在广告中吹嘘有降糖的疗效，实际上违反了《中华人民共和国广告法》保健食品不能宣传疗效的规定。我国食品管理法规定食品中不能添加药品，显然没有添加降糖药品的“无糖食品”是不可能具有降糖功效的。

教你正确选购“无糖食品”。

作为点心餐，或者口感、口味以及营养上的补充，甚至正常主食的需要，许多糖尿病患者都希望有些安全的无糖食品。

那么，怎样挑选到真正的无糖食品呢？首先，购买时不仅要看无糖食品的标识还要看配料表。

某些有糖的“无糖食品”，对糖尿病人的身体健康是个极大的威胁。如果糖尿病患者过量食用这类产品，不但对身体有害，严重的甚至会危及到患者的生命安全。这对患者来说是一个不容忽视的问题，所以在选择“无糖食品”时一定要慎重。光是看到“无糖食品”的字样还不行，还要仔细看清楚产品的配料，看看它到底用哪种甜味剂（如木糖醇、麦芽糖醇、糖精钠等）代替了相关的糖类如蔗糖（砂糖）、葡萄糖等。

对于那些带有“无蔗糖”字样的食品，消费者更要提高警惕，因为有的企业可能会玩文字游戏，虽然无蔗糖，但是可能有葡萄糖等其他种类的糖。至于标注有不明原因的糖，就尽量不要购买。

其次要考虑到食品本身的性质。选购时，不仅要看食品的包装上有无蔗糖含量，还要考虑食物本身是否含糖，因为有些食品的添加剂中并不含糖，但食品本身可能含糖分。

正确对待无糖食品。

有些糖尿病人把“无糖食品”当作必不可少的健康食品或减肥食品，这种做法不可取。无糖食品是糖尿病日常膳食食物的一种，应该按照一般食物对待。“无糖食品”中的甜味剂，主要由化学合成，这些化学合成甜味剂不提供任何能量与营养，只能满足口感需要。

“无糖食品”中碳水化合物、脂肪和蛋白质等营养成分的含量，与普通食品基本相同，食用量太大同样会引起能量过多，脂肪堆积，甚至血糖不稳定。例如一个100克的“无糖月饼”，就相当于1碗饭的热量和营养。糖尿病患者食用无糖类或低糖类食品时，应在饮食计划之列，而不能想吃就吃。值得消费者注意的是，“无糖食品”绝不能替代药物的治疗作用，一定要遵医嘱进行正规治疗，不可迷信无糖食品的广告宣传而擅自放弃药物治疗。

44. 降糖食品可以降糖，可以不用吃药了吗？

在一些药店的糖尿病患者专用食品柜里，摆放着许多降糖食品，如降糖奶粉、降糖茶、降糖饼干等。商家推出的降糖食品，是一个不精确名词，这是因为降糖食品是食品，既然是食品，就不可能有降糖作用。如果要降糖，一定要加入药品，但是食品就是食品，如果在食物当中加入药物，就是不合法的行为。

降糖食品不降糖。

降糖食品既然是食品，大多数必然含有能量以及蛋白质、脂肪或碳水化合物等成名。既然是食品，就没有降血糖的功能。有些降糖食品实际上是在玩文字游戏。许多降糖食品，只是其中含有可以调节血糖的一些维生素、微量元素、膳食纤维或其他成分。事实上，这些成分，只能起到一定的辅助降血糖作用，而没有确切的降糖功效。

有些降糖食品，标明了国家检验合格产品，以此招牌迷惑消费者。也许产品本身的确合格，但国家有关部门只对其安全性、是否含有毒性等指标进行检验，而没有对这些保健食品的医用疗效进行评估，因此，消费者要多一份心眼，不要被表面现象所迷惑。

如何对待“降糖食品”？

目前市场上销售的“降糖”食品很多，厂家也在这方面的宣传下足了功夫，并且使用的理论十分超前，如“能降低胰岛素抵抗”、“减少胰岛细胞凋亡”，有些产品甚至宣称可代替注射胰岛素。面对众多的“降糖食品”，糖尿病人要擦亮眼睛，千万不可由于“降糖效果好”，“买一送一”，或者价格优惠而轻易购买。

“降糖食品”是厂家的说法，其实就没有什么真正的“降糖食品”。严格地讲，“降糖食品”是一大类糖尿病保健食品。目前市场上常见的糖尿病保健食品有三大类：一类是粗纤维类，一类是含微量元素类，还有一类是无糖食品。在形式上保健食品也是多种多样，既有传统的酒、饮料等，也有胶囊、片剂等现代包装形式。不管什么样的保健食品，只要是经过了国家卫生部统一审批，在其产品外包装上都会印上“保健食品”的绿色标识，这就说明了可以帮助调节血糖，但要注意保健食品在功效上只是“调节血糖”而不是“降糖”。

正规的保健食品，即国家批准的有调节血脂、血糖作用的产品，患者可以根据产品说明的功能，各取所需，或者咨询医生、营养医师等专业人士。

不可否认，降糖食品比普通食品吃了以后，血糖升高的幅度可能会小，对血糖、血脂的调节有一定的帮助。降糖食品丰富了糖尿病患者的饮食，但是不能由于有一个“降”字，糖尿病患者就如获至宝，随随便便地食用。糖尿病是多因素所致的疾病，要想控制好病情，也必然取决于综合治疗。降糖食品是食品，应该列入一天总能量的计算中。如果以为吃了降糖食品，便不注意饮食控制、加强锻炼和药物治疗，就会耽误治疗时机，加重病情。

45. 解答几个关于“血糖指数”的误区。

（1）花生血糖指数只有 14，所以糖尿病人多吃无妨。

错。花生的脂肪含量非常高，过量进食，无疑会使血脂增高。有很多油炸的碳水化合物食品，如炸薯条的血糖指数也并不高，在 60 左右，但脂肪含量却普遍高，经常进食均可能会引起脂肪摄入过多，特别是那些超重和肥胖的糖尿病人尤应注意。因此，在应用血糖指数选择食物的时候，要记住，血糖指数只是糖尿病人选择食物的一种较好的方法，但不是唯一的，也不是判断食物好坏的唯一标准。还应该考虑到食物的其他成分对身体的影响。

（2）南瓜的血糖指数是 75，所以糖尿病患者不能吃。

错。血糖指数是含有 50 克碳水化合物进行试验的，事实上，测量低碳水化合物含量的食物，如南瓜时只用含有 25 克碳水化合物的南瓜。从食物成分表可以查到，100 克南瓜的碳水化合物含量只有 4.5 克，25 克碳水化合物南瓜重量就大约为 500 克，这么多的量，是一般人一餐难以吃到的，除非其他的食物吃得少或不吃。

实际上，按照平衡饮食原则，人们进食的南瓜数量在100克以内是适宜的量。这个数量，对血糖水平产生的影响不大。因此，南瓜以及胡萝卜（其血糖指数高达71）、西红柿、洋葱和沙拉蔬菜等，由于它们碳水化合物含量低，糖尿病人群可选择食用。血糖指数也不是唯一的选择食物的方法。糖尿病人可以这样思考：高血糖指数食物，少吃一点也平安，低血糖指数食物多吃一点也没事。

（3）糖尿病人不要吃高血糖指数的食物。

错。有些高血糖指数食物是低碳水化合物食物，如胡萝卜、南瓜等，其血糖负荷（血糖指数与碳水化合物含量的乘积）不高，对餐后血糖影响不大。此外，上一餐的低血糖指数膳食，还可能减少下一餐高血糖指数膳食对血糖的影响。

通过高、低血糖指数食物搭配，我们还可以获得中等的血糖指数，因此没必要排除所有高血糖指数食物，尽可能广泛地选择食物类型对机体会更健康。其实，一餐中只要有一半低血糖指数食物，就可有效降低膳食总的血糖生成。用血糖指数的概念，糖尿病人可以控制好血糖，又可享受美食。但要记住，合理搭配是很重要的！

另外，高血糖指数食物并不是一无是处。在出现低血糖反应时，进食高血糖指数食物，如糖果、葡萄糖，会迅速缓解低血糖症状。

(4) 水果是低血糖指数食物，糖尿病人可以任意进食。

错。水果的品种不同，血糖指数也不同。同一水果，其成熟程度不同，血糖指数也不一样。即使那些低血糖指数的水果，由于其碳水化合物含量多在10%以上，许多水果还含有葡萄糖，在选食时还应该遵循糖尿病人水果进食的方法。首先，挑选血糖指数较低的水果，如桃子、柚子、苹果等；其次，每次食用水果的数量不要太多，最好不要超过100～200克；再次，食用时间最好选在两餐之间。果汁血糖指数低，但由于缺少天然水果中的果胶等膳食纤维，因而除非特别需要，一般应以进食天然水果为宜。

(5) 食用了低血糖指数食物，可以减少药量。

不全面。当通过改变膳食的种类，多选择低血糖指数膳食，使血糖得到很好控制的时候，减少降糖药物或胰岛素的用量是可能的。但无论如何，需要与主管医生协商，不要随意更换或减量甚至停药。此外，血糖指数高低，与餐后血糖高低没有必然联系，更不能取代药物、运动等治疗方法。

46. 糖尿病人血糖低一点没有关系，就是不能太高的观点对吗？

低血糖是许多糖尿病患者常见的现象，主要见于用磺脲类降糖药和注射胰岛素患者。低血糖的形成原因很多，包括药物剂量过大，餐次安排不合理，进餐没有规律，进食量少等。根据症状，低血糖症可分为轻度低血糖症（低于3.9mmol/L）和重度低血糖症（低于2.8mmol/L）。症状主要有出汗、心悸、震颤、焦虑和面色苍白，还伴有轻度的神经性低血糖症状，如疲乏、眩晕、认知功能受损、视物恍惚模糊、饥饿感，重则会出现意识丧失，昏迷，呼吸减弱，血压下降，如不及时救治，还可死亡。对于老年及病程较长的部分糖尿病患者，出现低血糖时各种症状并可不明显，尤应警惕。所以说：糖尿病人血糖低一点没有关系，就是不能太高的观点是错误的，也是很危险的。

糖尿病人为什么常常发生低血糖现象呢？糖尿病患者自我调节能力差，不能根据血糖情况及时调节胰岛素分泌状况，对2型糖尿病患者而言，由于进食后胰岛β细胞早期分泌延迟，这样的话，早期高血糖过去后，血糖就有可能过多地被清除，使血糖水平下降到正常水平以下，导致低血糖症的发生。1型糖尿病患者进行“强化胰岛素治疗”，由于胰岛素用量或强度大也容易引起低血糖。

由于糖尿病还不能根治，从而低血糖的情况也无法完全得到彻底遏制。但如果能够预防得当，一般都可以减少发生次数。预防的方法分别要从药物、饮食和运动等多方面注意。

（1）药物。

在使用胰岛素或磺脲类降糖药物治疗时，药物剂量过大或超量会使血糖下降过快过多。在开始使用时应在内分泌科医生严密观察和指导下确定有效剂量，不要擅自增加药量和变更服药品种。

（2）饮食。

1）饮食控制要适当。控制过于严格，过于小心谨慎的饮食，往往导致碳水化合物食物摄入不足引起血糖过低。那些采取饥饿疗法减肥的人士，更不可取。

2）进餐要定时定量，可少食多餐，尽量保证每3～4小时进食1次，但总量要符合病情要求。不能由于不饿就随意减少餐次或减量。要根据要求，在营养医师的指导下，适时调整食谱内容，特别是饮食选择和餐次安排，更要适时适宜地变更。

3）每天安排1～2餐低血糖指数的食物；避免单纯食用高血糖指数点心，因为它能引发低血糖。低血糖指数食物有全麦面包、坚果、根茎类和瓜类蔬菜、奶类、豆类和低血糖指数水果，可作为患者的点心食品。

4）不要酗酒，因为酒精（乙醇）有阻碍肝糖原的异生作用可引起低血糖。更危险的是，酒醉状态不易与低血糖反应相区别，易误诊，以致抢救不及时或不当。

5）关注夜晚睡觉期间的低血糖反应。通过调整晚餐食物的碳水化合物种类，可对预防夜间低血糖反应有帮助。还可在临睡前适量进食有营养的夜宵，如睡觉之前喝杯牛奶，吃个水果等。

6）外出要随身带着糖果、饼干等食品以应急需。外出办事或就餐，如果不能按时进餐时，要提前进食一些饼干、面包、牛奶、水果等小食物，以防出现意外。

（3）运动。

1）运动要适量，不要随意增加运动量。

2）不要空腹运动，特别是早晨起来空腹运动更容易发生低血糖反应。如需要早晨运动，可提前进食少许有营养的点心。餐后1小时运动较好，晚餐后1小时运动更好。

3）增加运动要适时增加饭量，尤其是在运动前，要进食些点心。注射胰岛素患者，一定要遵循注射胰岛素、进食点心、运动、正餐等顺序进行，否则很容易发生低血糖情况。

4）外出运动要随身带着糖果、饼干等食品以应急需。要随着药物和体力活动的增减而适当调整饮食。

低血糖反应往往防不胜防。一旦发现有低血糖反应症状，或者化验查出低血糖，应及时治疗。

轻度低血糖症，可以采取以下任何一种：立即饮用1杯果汁或甜饮料（如100～150毫升橙汁，相当于10～15克葡萄糖），或者3汤匙（每汤匙约10毫升）砂糖、蜂蜜或3～5颗糖果，或者5克葡萄糖片。

一般上述处理5～10分钟后可有好转。如症状未见好转，应重复治疗。治愈后，可进食一些吸收缓慢的碳水化合物，如米饭、面包或饼干。

严重低血糖症者，应在紧急救治的同时急送医院。神志尚清者应快速口服10～20克葡萄糖或糖开水，随之给予15～20克的米饭、面包或饼干。神志欠清者可立即静脉注射50%葡萄糖20毫升或肌肉注射1毫克胰高血糖素。胰高血糖素可通过对肝脏的作用促使肝糖原释放到血液，从而使血糖上升。

第三节　糖尿病的饮食疗法的推荐食谱

1. 凉拌苦瓜

【用料】苦瓜2根　葱花4克　姜丝3克　食盐1克　芝麻油10毫升

【做法】将苦瓜洗净后，剖开去瓤，切成片状，放入沸水中，片刻后捞起。将晾凉的苦瓜与葱花、姜丝、食盐、芝麻油一同倒入盘中，搅拌均匀即可。

【功效】本菜可清热降火、开胃消食，可起到较好的降血糖、降血脂、减肥作用，尤其适宜高血糖、高血脂、肥胖症患者食用。

2. 西芹炒香干

【用料】香干（豆腐干）100克　西芹250克

植物油 15 毫升　食盐 1 克　葱花 4 克　姜丝 3 克

【做法】先将香干切成薄片，然后将西芹洗净切段。油入锅中烧至八成热，先放入葱姜爆香，然后放入西芹煸炒，再放入香干一同炒至八成熟时调入食盐，随后再翻炒片刻，即可出锅。

【功效】本菜可增进食欲和降低血糖、血压，适宜高血糖、血压高、肠蠕动减慢和小便不利之人经常食用。

3. 笋丝炒黑鱼丝

【用料】黑鱼 1 条　笋丝 200 克　植物油 15 毫升　食盐 1 克　料酒 5 毫升　胡椒粉 1 克　淀粉 10 克　葱丝 5 克　鸡蛋（蛋清）1 个

【做法】黑鱼去鳃鳞，内脏洗净，切成丝后，与蛋清、淀粉搅拌均匀，放进二成热的油锅划熟，捞出。油至八成热后，放入葱姜爆香，随后放入笋丝煸炒，再放入料酒、胡椒粉、盐、鱼丝，炒熟后装盘。

【功效】本菜可祛湿利尿，滋补调养，适宜虚弱、水肿的糖尿病患者。

4. 韭菜炒鸡蛋

【用料】韭菜 250 克　鸡蛋 2 个　葱花 4 克　食盐 1 克　植物油 15 毫升

【做法】将韭菜择洗干净，切成段。将鸡蛋打入碗中，与葱花搅拌均匀。油入锅烧至八成热，把拌好的鸡蛋倒入锅中，边摊，边用炒勺将其切成碎块，随后将韭菜放入锅中与鸡蛋一同翻炒，撒入食盐，翻炒均匀即可出锅。

【功效】本菜可温肾助阳，健脾暖中，并能促进食欲，顺肠通便，可治疗糖尿病患者的尿频、便秘等症状。

5. 苦瓜炒肉丝

【用料】苦瓜1根　瘦猪肉100克　植物油15毫升　食盐1克　葱花4克　酱油5毫升　淀粉10克

【做法】将苦瓜洗净、剖开去瓤，切片；将猪肉洗净、切丝，用食盐、淀粉拌匀备用。油入锅烧至八成热，先下入葱花爆香，随后倒入肉丝，炒至肉色变白后，放入苦瓜、酱油、食盐继续翻炒至熟出锅。

【功效】本菜可清热解毒，滋阴润燥，兼具降血糖之效，非常适宜糖尿病患者食用。

6. 素烩三菇

【用料】笋片50克　冬菇50克　蘑菇50克　平菇50克　鸡汤300毫升　食盐1克　淀粉10克　植物油15毫升　葱花4克　姜丝3克

【做法】将冬菇、蘑菇、平菇用清水泡发洗净，撕成块状；竹笋洗净切片。待油八成热后，放入葱姜爆香，随后放入三菇煸炒；之后加入笋片，鸡汤，炒熟后加入食盐调味，淀粉勾芡，再翻炒几下即可出锅。

【功效】本菜营养丰富，可益气补虚，养阴生津，益胃助食，降脂降糖，适宜体质虚弱、食欲不振的糖尿病患者。

7. 蒜炒鳝片

【用料】鳝鱼肉 200 克　大蒜 250 克　葱花 5 克　姜丝 3 克　植物油 15 毫升　淀粉 10 克　食盐 1 克　骨汤 300 毫升

【做法】大蒜洗净切片；将鳝鱼肉洗净，切片，并用少许食盐腌去黏液，放入沸水中焯去鱼腥。油入锅烧至八成热，先放入葱姜爆香，随即下入膳鱼片炒至喷香后，放入蒜片、食盐一同翻炒至熟透后，以骨汤和淀粉勾芡，翻炒均匀即可出锅。

【功效】本菜既能降血糖，又能补虚养血、补脾和胃，适宜体虚贫血的糖尿病患者。

8. 莴苣炒豆皮

【用料】莴苣 200 克　豆腐皮 50 克　笋片 50 克　葱花 4 克　姜丝 3 克　盐 1 克　植物油 15 毫升

【做法】莴苣去皮叶洗净，切片；竹笋洗净切片；豆腐皮用温水泡软，切成长方条；油入锅烧至八成热，入葱姜爆香，随后加入莴苣片、笋片炒至半熟后，再加入豆皮翻炒至熟。加入食盐调味即可。

【功效】本菜可清热利尿，健脾和胃，适宜脾胃虚弱的糖尿病患者使用。

9. 魔芋烧鸭

【用料】鸭肉 400 克　水魔芋 300 克　植物油 15

毫升　葱段10克　姜末3克　酱油5毫升　料酒5毫升　骨汤600毫升 豆瓣酱10克　食盐2克　淀粉10克

【做法】将鸭肉切成寸段，用绍酒、酱油腌制；将水魔芋洗净、切成条状备用。油入锅烧至八成热，先放入姜末爆香，再放入葱段、鸭肉爆炒，肉色变白即取出。锅中放入豆瓣酱翻炒片刻后，倒入骨汤稍煮片刻，再将鸭肉、魔芋放入锅中，并放入酱油、料酒和食盐，烧至汤液沸腾后，改用小火烧至鸭肉熟烂后，用淀粉勾芡即可出锅。

【功效】本菜既能降血糖，又能利水消肿、滋阴补虚，特别适用于饥饿感较重或伴有阴虚、水肿的糖尿病患者。

10. 木耳炖豆腐

【用料】豆腐250克　黑木耳50克　植物油15毫升　葱花4克　姜丝3克　食盐2克　胡椒粉1克　骨汤800毫升　淀粉10克

【做法】木耳泡发洗净；豆腐入沸水焯一下，切块备用；油入锅烧至八成热后，入葱姜爆香，随后放入木耳爆炒至劈啦声响，加入豆腐块，骨汤，用中火炖20分钟，加食盐，胡椒粉调味，用淀粉均匀后出锅。

【功效】本菜可益气补血，通脉降脂，适宜伴有动脉硬化的糖尿病患者。

11. 西兰花炒牛肉

【用料】牛腱肉 75 克　西兰花 200 克　蒜末 5 克　姜丝 3 克　食盐 1 克　胡椒粉 1 克　料酒 5 毫升　酱油 5 毫升　淀粉 10 克　植物油 15 毫升

【做法】牛肉洗净切片，用盐、胡椒粉、料酒、酱油腌制 30 分钟，西兰花洗净切块，用沸水烧两分钟捞出，油入锅至八成热，入蒜姜爆香，牛肉入锅翻炒至八成熟，加入西兰花、盐、胡椒粉翻炒至熟，淀粉勾芡即可出锅。

【功效】本菜可补血益气，健脾益肾，强筋健骨，又有降血糖之效，适体虚的糖尿病患者。

12. 黄豆炖海带

【用料】黄豆 100 克　海带 100 克　骨汤 800 毫升　葱花 5 克　姜丝 3 克　食盐 1 克

【做法】先将黄豆、海带用清水泡发、洗净，随后放入锅中，加入骨汤，先用大火煮沸，再改用小火炖煮，并撒入食盐、葱花、姜丝，至黄豆熟烂后即可出锅。

【功效】本菜既能降血糖，又能降血脂、降血压，对于糖尿病、高血压、高脂血症均有疗效。

13. 虾米烧茄子

【用料】虾米 25 克　茄子 2 个　食盐 1 克　葱花 5 克　姜丝 3 克　植物油 15 毫升

【做法】茄子清洗干净，切成小块；虾米泡软后洗净；油入锅中烧至八成热，入葱姜爆香，放入茄子煸炒，待其变色后，加入虾米、酱油、适量清水，小火焖10分钟，调入食盐即可出锅。

【功效】本菜可清热活血，宽肠顺便，可用作糖尿病患者食疗之用。

14. 鸡丝拌芹菜

【用料】芹菜200克　鸡脯肉60克　酱油5毫升　米醋5毫升　食盐1克

【做法】先将鸡肉切成细丝，放入锅中，隔水蒸至熟烂，取出后放凉备用。芹菜清洗干净，切成丝状，放入沸水中焯一下，沥干水分后，将芹菜与鸡丝混合装入盘中，加入食盐、酱油、醋调味，拌匀即可。

【功效】本菜可促进食欲，并能降血糖、降血压，非常适宜糖尿病或合并高血压患者食用。

15. 清蒸草鱼

【用料】草鱼1条　食盐1克　葱花6克　姜丝6克

【做法】草鱼去除鳃鳞、内脏，清洗干净后，再用刃将草鱼体表划出斜刀，把草鱼放入一干净盘中，将调料均匀的撒在鱼身上。上火蒸制，鱼肉熟透后即可出锅食用。

【功效】本菜可健脾祛湿、清热利水，适宜糖尿病及溃疡病患者食用。

16. 银耳炒肉丝

【用料】瘦猪肉 150 克　银耳 20 克　酱油 5 毫升　淀粉 10 克　姜粉 3 克　食盐 1 克　植物油 15 毫升

【做法】银耳用温水泡发，洗净，撕成小片；猪肉切成丝，放入淀粉，酱油，姜粉搅拌均匀后，入热油锅炒至八成熟，加入银耳、适呈清水，用旺火翻炒 5 分钟即可。

【功效】本菜可滋补润肺，降血脂，适用于动脉硬化、高血脂、糖尿病患者。

17. 番茄炒鸡蛋

【用料】番茄 2 个　鸡蛋 1 个　枸杞子 10 克　葱花 4 克　姜末 3 克　植物油 15 毫升

【做法】番茄洗净切成薄片；鸡蛋打入碗中，搅拌好；待油入锅中八成热，放入蛋浆，翻炒同时用铲子切碎鸡蛋，盛起备用。待油至八成热后，放入葱姜爆香，随后加入番茄，枸杞炒均匀，最后加入鸡蛋屑，调入食盐，炒匀出锅。

【功效】本菜可滋肝补肾，适宜肝肾阴虚的糖尿病患者。

18. 海参扒菜心

【用料】水发海参 100 克　白菜心 200 克　酱油 10 毫升　葱花 5 克　姜块 3 克　植物油 15 毫升　食盐 2 克　料酒 10 毫升

【做法】白菜心洗净切丝；海参切成段；起锅，

待油烧至八成热后，入葱姜爆香，加入酱油、料酒、适量清水，待煮沸后，加入海参、白菜心继续煮至熟透，调入食盐即可。

【功效】本菜营养丰富，极富滋补之效，对于糖尿病患者因久病所造成的体质虚弱、肾虚精亏、气血两虚等症均有疗效。

19. 仔姜炒鸭

【用料】仔鸭一只　胡椒粉 0.5 克　生姜 150 克　葱段 3 克　冬菇 20 克　淀粉 10 克　冬笋 30 克　植物油 15 毫升　食盐 2 克

【做法】仔鸭去毛、内脏，洗净，入沸水焯一下捞出；冬菇、冬笋洗净切后入鸭腹中，入笼用旺火蒸 1 小时，取出放入圆盘中，生姜切成片，以温油划热捞出围至盘边。蒸鸭的汤烧沸，加水淀粉勾芡，淋在鸭身和姜片上。

【功效】本菜可驱脾肾虚寒，补益虚损，滋阴利水，适宜虚弱、水肿的糖尿病患者。

20. 清炖兔肉

【用料】兔肉 500 克　油菜心 150 克　冬笋 30 克　葱段 20 克　料酒 10 毫升　盐 2 克　姜片 5 克　胡椒粉 0.5 克　骨汤 500 毫升

【做法】兔肉洗净，切成小块，入沸水焯一下，捞出备用；冬笋洗净切片，油菜心洗净，一同放入沸水焯一下，捞出备用；油入锅至八成热，入葱姜爆香，加入兔肉及骨汤烧开后捞出浮沫，倒入砂锅内，加入料酒，烧开后盖上锅盖，改用小火炖约 1 小时，炖至肉烂，放盐，胡椒粉调味即可。

【功效】本菜可补益中气，清热凉血，对糖尿病患者的消瘦、胃热等症状有一定的疗效。

21. 洋葱炒牛肉丝

【用料】洋葱 200 克　鲜牛肉 100 克　料酒 5 毫升　淀粉 10 克　葱花 5 克　姜丝 3 克　酱油 5 毫升　食盐 1 克　植物油 15 毫升

【做法】洋葱剥皮，切成细丝备用；牛肉洗净切丝，与淀粉、料酒拌匀备用；油入锅至八成熟后，入葱姜爆香，加牛肉丝，大火爆炒至七成熟，加入洋葱丝翻炒片刻，放酱油，食盐炒匀即可出锅。

【功效】本菜可补虚养血，散瘀降脂，适用高血糖，高血脂患者。

22. 冬菇烧排骨

【用料】鲜冬菇 200 克　排骨 250 克　葱段 10 克　姜片 5 克　骨汤 500 毫升　食盐 2 克　酱油 5 毫升　淀粉 10 克

【做法】将冬菇洗净；将排骨洗净，剁成寸段，放入沸水中煮片刻撇去油脂后捞出。起锅，待油烧至八成热后，放入排骨、葱段、姜片反复翻炒，随即下入冬菇、骨汤，待排骨烧透后，用淀粉收汁即可。

【功效】本菜可补血养荣、滋阴润燥，可用于调理糖尿病患者的血虚、消瘦、便秘等症状。

23. 竹笋鲫鱼汤

【用料】鲫鱼1条　竹笋100克　食盐2克

【做法】鲫鱼去鳃鳞、内脏，洗净，竹笋洗净切片，将鲫鱼，竹笋放入锅内，加适量清水，水烧开后，撇去浮沫，改用小火烧约1小时，煮熟后加盐即可。

【功效】本菜可利水消肿，益气健脾，适宜脾胃虚弱的糖尿病患者食用。

24. 平菇蛋汤

【用料】平菇250克　鸡蛋1个　植物油5毫升　葱花3克　姜丝3克　食盐1克

【做法】平菇洗净，撕成片，沸水中焯一下捞出，将鸡蛋打入碗中，拌匀。油入锅烧至八成热，入葱姜爆香，放入平菇，加适量清水，烧开后加盐，倒入鸡蛋汁，再烧开即可。

【功效】本菜可补虚、滋阴，适宜气血不足的糖尿病患者。

25. 金针菇猪蹄汤

【用料】金针菇250克　猪蹄1个　姜片10克　食盐1克

【做法】金针菇、猪蹄洗净，砂锅内加清水烧沸后放入猪蹄、金针菇、姜片，中火烧90分钟，加盐调味即可。

【功效】本菜可清热解毒、利尿减肥，适宜高血脂、肥胖症、糖尿病患者食用。

26. 冬瓜豆腐汤

【用料】豆腐 250 克　冬瓜 300 克　骨汤 500 毫升　葱花 4 克　姜丝 3 克　茯苓末 10 克　食盐 1 克　植物油 5 毫升

【做法】豆腐切成块状；冬瓜洗净切成薄片；油入锅烧至八成热，加入葱姜爆香，放入冬瓜煸炒一会，加入骨汤煮沸，加入豆腐块、茯苓末、盐和和匀煮沸，至入味即可。

【功效】本菜可清热利水、补中益气，适宜湿热内蕴的糖尿病患者。

27. 韭菜猪红汤

【用料】猪红（猪血）300 克　韭菜 150 克　姜丝 5 克　蒜 10 克　盐 1 克　胡椒粉 1 克　植物油 5 毫升　骨汤 500 毫升

【做法】猪红洗净切成薄片；韭菜去根洗净，切成小段；油入锅至八成热，放入蒜片，小火煎至金黄色取出待用。猪红入沸水中焯 1 分钟，捞出备用；将骨汤、猪红放入锅中，烧沸后放入姜丝、韭菜段，再次烧沸后离火，调入盐，胡椒粉，撒入蒜片即可。

【功效】本菜可补血益气、通便顺肠，适用于便秘、高血脂的糖尿病患者。

28. 羊肉水饺

【用料】瘦羊肉200克　韭菜500克　面粉500克　胡椒粉3克　葱末20克　姜末20克 食盐2克　酱油10毫升　芝麻油10毫升

【做法】将面粉用清水揉成面团，并擀成数张饺子皮。将韭菜洗净、切成碎末；将羊肉洗净、剁成肉末，与事先韭菜末、葱末、姜末、食盐、胡椒粉、酱油、芝麻油一同搅拌，制成馅料。水烧开后，放入包好的饺子煮熟，或放入蒸锅中蒸熟即可。

【功效】本菜可起到补虚行气、温中暖下、活血化瘀等作用，对于糖尿病患者的疲乏、体虚、消瘦、腰膝酸软等症状均有疗效。

29. 猪肉白菜包子

【用料】面粉500克　瘦猪肉100克　白菜300克　粉条100克　木耳50克　葱末30克　姜末20克　酱油10毫升　芝麻油10毫升　食盐3克

【做法】白菜洗净剁碎；木耳、粉条泡发后剁碎；猪肉洗净剁成肉末，与白菜、木耳、粉条、葱、姜、酱油、芝麻油、食盐一同搅拌混匀成馅料。面粉用清水揉成面团，擀成面子皮，包上馅料，放入笼屉中蒸熟即可。

【功效】本菜能够滋阴、润燥、生津，对于新陈代谢功能失调、轻度糖尿病患者比较适宜。

30. 绿豆杂面条

【用料】绿豆麦粉 500 克　大白菜 150 克　芝麻油 10 毫升　食盐 2 克

【做法】绿豆麦粉加适量清水揉成面团，稍饧一会儿，擀成面条。锅内放入清水，水烧开后，把面条下锅，白菜洗净切丝放入面条锅内同煮，加入食盐调好味，煮熟时，淋上芝麻油，搅拌均匀即可。

【功效】本菜可清热解毒、除烦止渴，特别适宜糖尿病患者。

第七章　糖尿病人的药膳调养

第一节　糖尿病人药膳调养的推荐食谱

1. 人参当归炖乳鸽

【用料】乳鸽 1 只　人参 10 克　当归 20 克　干枣 30 克　姜片 3 克　盐 2 克

【做法】乳鸽去内脏、脚爪，沸水中焯 5 分钟；人参洗净切片，当归、红枣洗净，将乳鸽、人参、当归、红枣、姜片放入砂锅中小火炖 2 小时，调入食盐即可。

【功效】本方具有补气生血，健脾益肾之效，适宜体质虚弱，气血不足的糖尿病患者。

2. 玉参焖鸭

【用料】鸭 1 只　玉竹 50 克　沙参 50 克　食盐 2 克　料酒 10 毫升　葱段 20 克　姜片 10 克　花椒 3 克

【做法】鸭去毛、内脏后洗净，剁成块，放入水中待煮开，捞出。再换一锅清水，放入玉竹、沙参、姜、葱、料酒、花椒、食盐，盖上锅盖，水开之后，小火焖约 1 小时。

【功效】本方具有滋阴润肺、生津润燥之效，适用于治疗糖尿病患者的津亏肠燥等症。

3. 杜仲腰花

【用料】杜仲 10 克　猪腰 200 克　葱花 5 克　蒜片 5 克　姜丝 3 克　植物油 15 毫升　食盐 2 克　酱油 10 毫升　料酒 15 毫升

【做法】杜仲放纱布中，于砂锅中加清水熬成浓汁约 100 毫升，浓汁加入淀粉兑成勾芡，分成两份待用；猪腰从中剖开，去肾盏、脂膜，洗净切成腰花，放入盘中，加入一份芡汁和食盐、料酒腌制 20 分钟；油入锅至八成热后，放入葱姜爆香，随即放入腰花快速翻炒，将熟时，加入另一份芡汁，翻炒均匀即可。

【功效】本方具有补肾柔肝、滋阴助阳等功效，适宜阴阳两虚、肾虚精亏的糖尿病患者。

4. 何首乌溜猪肝

【用料】何首乌 20 克　猪肝 250 克　葱花 5 克　姜末 3 克　油菜心 100 克 食盐 1 克　淀粉 10 克　胡椒粉 0.5 克　料酒 5 毫升　米醋 3 毫升　植物油 15 毫升

【做法】将何首乌放入清水中煎约 1 个小时，留取药汁。用药汁与醋、料酒、食盐、胡椒粉、淀粉兑成芡汁。将油菜心洗净，切段。将猪肝剔去臊筋，洗净，切薄片，焯熟。起锅，待油烧至八成热后，入葱姜爆香，随即放入猪肝、油菜心翻炒熟后，用兑好的芡汁勾芡即可。

【功效】本方具有滋阴补肾、补肝养血等功效，适宜肝肾亏虚、精血不足的糖尿病患者食用。

5. 枸杞山药炖鹌鹑

【用料】鹌鹑 2 只　枸杞 50 克　山药 50 克　料酒 10 毫升　食盐 2 克　葱段 10 克　姜片 10 克

【做法】鹌鹑洗净，每只剁成 4 块，沸水中焯 2 分钟捞出备用；枸杞山药洗净，山药切成块；炖盅中放入清水（8 成满）、鹌鹑、枸杞、山药块、姜葱、盐、料酒，放蒸锅中旺火蒸 30 分钟左右至酥烂。

【功效】本方具有养肝明目、补肾健脑、强筋健骨之效，适宜肝肾不足、腰膝酸软的糖尿病患者。

6. 虫草炖老鸭

【用料】老鸭 1 只　冬虫夏草 5 克　姜片 5 克　葱段 10 克　食盐 2 克　胡椒粉 1 克　骨汤 800 毫升　料酒 10 毫升

【做法】将冬虫夏草洗净；将老鸭去毛、内脏，并放入沸水中焯去浮沫，待放凉后，将冬虫夏草、葱段、生姜置入鸭腹中。随后，将备好的鸭子和骨汤、食盐、胡椒粉、料酒一同放入砂锅中，先以大火煮沸，再改用小火炖煮约 2 个小时。

【功效】本方具有补气和中、滋阴养胃、生津润肺等功效，适宜肾虚、肺虚及久病体虚的糖尿病患者食用。

7. 山药炖猪肚

【用料】猪肚 400 克　山药 100 克　食盐 2 克

【做法】猪肚洗净，入沸水焯透，撇去浮末，捞出切成条；山药洗净切块；将猪肚、山药放砂锅中炖至熟烂，调入食盐即可。

【功效】本方具有补肺滋肾，健脾和肾之效。适宜消渴多尿的糖尿病患者。

8. 黄精山药炖仔鸡

【用料】仔鸡 1 只　黄精 50 克　山药 150 克　八角 5 克　桂皮 3 克　葱段 10 克　姜片 5 克　食盐 2 克　料酒 10 毫升　酱油 5 毫升　植物油 10 毫升。

【做法】黄精、山药洗净切块，仔鸡洗净切成小块。取砂锅置旺火上，放油烧至八成热，放葱姜、鸡块、盐煸炒，炒尽水分后加酱油、料酒、适量清水，再加八角、桂皮、黄精、山药，小火煮至熟烂。

【功效】本方具有滋阴添精、生血止血之效，适用于阴虚血亏、消渴的糖尿病患者。

9. 芡实煮老鸭

【用料】芡实 100 克　鸭子 1 只　食盐 2 克　料酒 10 毫升

【做法】鸭子去毛、内脏洗净，将芡实填于鸭腹中，放入砂锅中加清水煮，大火煮沸后，加入料酒，改小火煮约 2 小时至熟透，调入食盐即可。

【功效】本方具有滋阴养肾、固肾涩精之效，适用于脾虚水肿，尿频尿多的糖尿病患者。

10. 龟肉炖虫草

【用料】甲鱼1只　冬虫夏草5克　沙参50克　盐2克

【做法】将甲鱼放入温开水中（约40℃），使其排尽尿，剁去头足，放尽血，剖开甲壳，除去内脏，洗净，放入砂锅中，再放入洗净的虫草、沙参、适呈清水。先以大火煮沸，再改用小火炖至熟透，调入食盐即可。

【功效】本方能够滋阴凉血、补虚益肾，对于糖尿病患者之肾阴不足、血热妄行症有改善作用。

11. 何首乌煮鸡蛋

【用料】何首乌30克　鸡蛋2个

【做法】何首乌和鸡蛋洗净，加水同煮，鸡蛋煮熟后剥去外壳再煮片刻，蛋和汤皆可食用。

【功效】本方具有滋阴壮阳，补益肝肾之效，尤其适宜虚不受补的糖尿病患者。

12. 六味蒸全鸡

【用料】仔鸡1只　芡实10克　薏苡仁10克　枸杞子15克　龙眼肉15克 黑枣5枚　莲子20克　葱花5克　姜末3克　食盐2克　骨汤500毫升

【做法】将仔鸡去毛、内脏，洗净，用食盐、姜末腌制30分钟。将六味中药放入鸡腹中，然后将整只鸡放入蒸锅中，注入适量骨汤，加盖蒸至鸡肉熟透后，撒入葱花即可。

【功效】本方的补虚之效非常理想，适宜阴虚、血虚、肝肾亏虚型糖尿病患者食用。

13. 桑白皮兔肉汤

【用料】兔子1只　鲜桑白皮50克　葱段10克　姜片5克　食盐2克

【做法】兔子去皮、内脏，洗净；桑白皮洗净切丝；将兔子、桑白皮、葱姜、适呈清水放入砂锅中，至八成熟时调入盐，再煮至熟烂为止。

【功效】本方具有利水消肿、降糖润燥之效，适宜糖尿病患者的食疗。

14. 枸杞猪肝汤

【用料】猪肝250克　枸杞50克　葱花4克　姜丝3克　食盐2克　植物油10毫升　骨汤800毫升　胡椒粉1克

【做法】猪肝洗净切片，用沸水焯去血水；油入锅至八分热，入葱姜爆香，放入骨汤，大火煮沸后，加入猪肝，枸杞一起煮滚。起锅前加入盐、胡椒粉调味即可。

【功效】本方具有补血养肝、益精明目之效，适血肝肾不足的糖尿病患者。

15. 土茯苓羊骨汤

【用料】羊脊骨1具　土茯苓30克　葱段10克　姜片5克　食盐2克

【做法】羊骨剁成小块，与土茯苓一同放入砂锅中，加水大火煮沸后，在用小火煮至肉烂汤浓，撇去浮油，加入葱姜，食盐，再稍煮一会儿即可。

【功效】本方具有补肾强腰，健脾利湿之效，适用于治疗糖尿病患者的消渴多饮，腰腿酸软等症。

16. 参芪排骨汤

【用料】猪排骨 300 克　黄芪 15 克　党参 15 克　食盐 2 克　葱段 10 克　姜片 5 克

【做法】排骨洗净，剁成块，放入砂锅中，加入适当清水大火煮沸后，改用小火，加入黄芪、党参、葱姜、盐，煮至排骨熟透即可。

【功效】本方具有补虚益气、健脾养肾之效，适宜体质虚弱、脾肾气虚、皮肤溃疡的糖尿病患者。

17. 草决明海带汤

【用料】草决明 20 克　海带 80 克　姜片 5 克　葱段 10 克　食盐 2 克　胡椒粉 0.5 克

【做法】海带清水浸泡后洗净切丝；将海带、草决明、葱姜一同入入砂锅中，加适量清水，大火煮沸后，小火炖至熟后加食盐、胡椒粉调味。

【功效】本方具有消肝明目、软坚散结之效，适宜高血压、高血脂、糖尿病患者食用。

18. 砂仁鲫鱼汤

【用料】砂仁 6 克　鲫鱼 1 条　葱花 5 克　姜丝 3 克　胡椒粉 1 克　食盐 1 克

【做法】将砂仁用清水煎煮约 1 小时；将鲫鱼宰杀，洗净。将砂仁、姜丝一同放入砂锅中，加入适量清水，待烧沸后放入鲫鱼、食盐、胡椒粉，煮至鱼肉熟透后，撒上葱花即可。

【功效】本方具有健脾养胃、利水消肿等功效，适宜伴有面部、四肢水肿或肥胖等症状的糖尿病患者食用。

19. 太子参海蜇汤

【用料】太子参 15 克　海蜇 100 克　菜胆 150 克　葱花 5 克　姜丝 3 克　食盐 2 克　植物油 15 毫升　鸡汤 600 毫升

【做法】太子参洗净；海蜇洗净切成细丝；菜胆洗净，切成段。油入锅烧至八成热，入葱姜爆香，随即放入太子参、鸡汤、盐，煮 25 分钟后，放入海蜇、菜胆，煮熟即可。

【功效】本方具有益气健脾、生津润肺、消积润肠之效，适宜脾虚体弱、肺燥口渴、大便干结的糖尿病患者。

20. 黄芪鳝鱼汤

【用料】黄芪 20 克　鳝鱼 400 克　姜片 10 克　酸枣仁 15 克　食盐 2 克

【做法】鳝鱼去骨和内脏，洗净切丝；黄芪切片，用纱布包好；将鳝鱼丝、黄芪药包、酸枣仁、姜片放入砂锅内，加入适量清水，大火煮沸后再改用小火煮至熟烂，起锅前弃去药包，加入食盐即可。

【功效】本方具有补气生血、活血宁心、祛湿通络之效，适宜久病体虚、消瘦神疲的糖尿病患者。

第二节 糖尿病人实施药膳调养的注意事项

忌口在糖尿病的药膳调养中是非常重要的，这将直接关系到患者病情的稳定。糖尿病人如果不能对某些食物或饮料做到坚决忌口，可能会造成血糖反复波动，加重病情甚至失控。

糖尿病人在实施药膳调养时要避免进食以下食物：

1. 高糖食物　凡是采用白糖、红糖、麦芽糖、果糖、葡萄糖等可溶性糖类加工的食物，包括蛋糕、蜜饯、果汁、水果糖等食物，糖尿病患者均需避免进食。这些糖类食物会造成人体血糖迅速升高，只适用于患者出现低血糖时食用。

另外，有些中药和西药的含糖量也很高，如冲剂、颗粒剂、蜜丸、葡萄糖液等在治疗疾病时都需避免。如必须使用，则应该在医护人员的指导下进行，且同时要注射一定量的胰岛素。

2. 高油脂、高胆固醇食物　各种油炸、油酥、油煎食物以及动物内脏、蛋黄、鱼子、鸡皮、鸭皮、猪皮等食物中，都含有大量的油脂和胆固醇，且热量非常高。食用后不仅会造成糖尿病患者血糖水平迅速升高，而且易诱发高脂血症等并发症出现，对患者病情的稳定非常不利。

4. 助火生热食品　如鹿肉、狗肉、鹅肉、羊肉、螃蟹、韭菜、茴香等食物均具有助火生热的作用，仅适用于阳气亏虚者。而对于易出现皮肤感染等并发症的糖尿病患者来说，食用这类食物较易诱发或加重感染性并发症。

5. 坚果类食物　花生、瓜子、松子、核桃、腰果等坚果类食物，虽然富含不饱和脂肪酸，但所含热量和油脂也非常高。不谨慎食用会影响患者对饮食热量的控制，最好少吃或不吃。

6. 汽水或酒精类饮料　各种汽水、酒精类饮料，尤其是白酒等烈性酒，饮用后可造成血糖迅速升高，因而应坚决避免进食。

7. 辛辣刺激类食物　辣椒、花椒、咖喱、胡椒、大葱、生姜、大蒜等食物味道辛辣，对人体脏器的刺激性较大，且还会对人体代谢功能产生不利作用，因而糖尿病患者要谨慎食用。

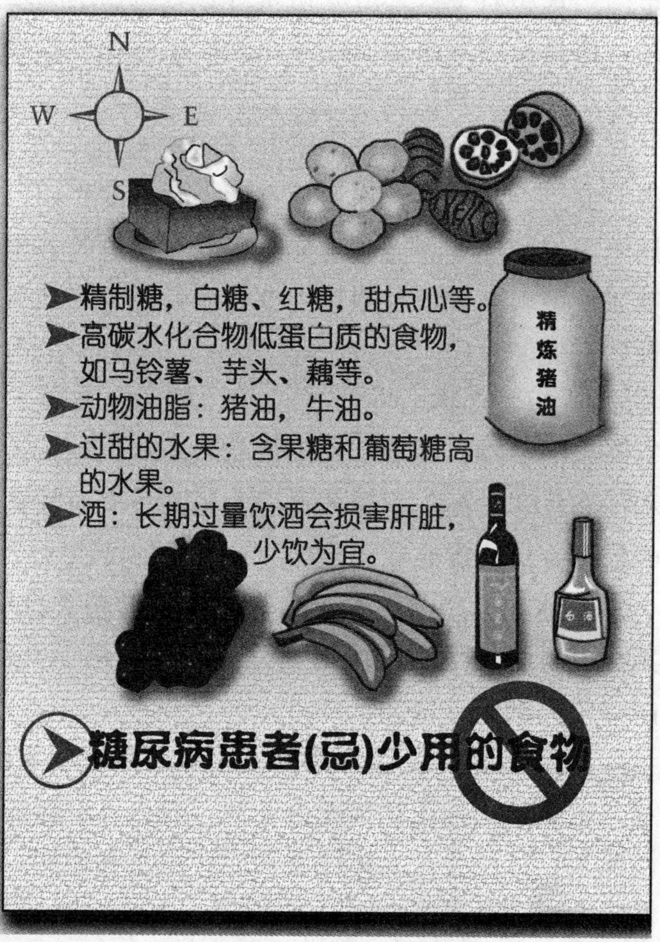
N
W
E
S
精炼猪油
▶精制糖，白糖、红糖，甜点心等。
▶高碳水化合物低蛋白质的食物，如马铃薯、芋头、藕等。
▶动物油脂：猪油，牛油。
▶过甜的水果：含果糖和葡萄糖高的水果。
▶酒：长期过量饮酒会损害肝脏，少饮为宜。
▶糖尿病患者(忌)少用的食物

第八章　糖尿病的运动疗法

第一节　糖尿病人实施运动疗法的注意事项

运动治疗是糖尿病的治疗过程中必不可少的一个方法。但运动治疗过程中，如若方法不对或对运动量控制不合理，则极易造成危险情况发生。因此，糖尿病患者实施运动疗法的过程中，应特别注意以下几个方面：

1. 了解自己现在是否适宜运动治疗　运动治疗一般仅适用于轻、中度病情的糖尿病患者。简单地说，当血糖水平在 11.1～13.9mmol/L（200～250mg/dl），且平时身体素质较好、无其他严重并发症的糖尿病患者，可以进行运动治疗。而下列糖尿病患者却不宜马上进行运动治疗：

（1）使用胰岛素治疗的患者，在胰岛素作用最强的时候或没有加餐前，都不要进行运动，以免发生严重的低血糖症。

（2）重症糖尿病患者在没有服药或注射胰岛素之前，不宜进行任何运动，以免因胰岛素无法充分利用葡萄糖而造成酮体在体内储积。

（3）糖尿病合并肾病患者进行较大强度的运动，可造成肾病加重，因而不宜进行大强度的运动治疗。

（4）糖尿病合并视网膜病变患者，剧烈运动会加重视网膜病变，甚至造成视网膜出血。

（5）糖尿病合并心血管病变患者的血管扩张能力较弱，运动时的耐力较差，因而要谨慎运动，特别不能进行剧烈运动。

（6）糖尿病合并其他慢性病患者，在运动中因疾病因素可能无法产生正常的生理反应，不适当的运动可加重病情。

2. 选择适合自己的运动强度　糖尿病患者在进行运动治疗时一定要注意对运动强度的把握，一般以中等强度为宜。运动强度过小，难以达到有效降低血糖的目的；但运动强度过大，则可能造成血糖出现较大波动，甚至引发严重的低血糖症状。运动强度的掌握可根据心率加以调整。患者需要先计算出自己适宜的心率，再在运动中随时测量心率，并根据心率的变化随时调整运动强度。

计算心率的公式是：

最大安全运动心率＝220－年龄

运动时建议心率上限＝（220－年龄）×80％

运动时建议心率下限＝（220－年龄）×60％

3. 预防低血糖症的出现　糖尿病患者在运动治疗中，极易出现低血糖症状。轻则表现为头晕、无力。重则可能出现昏迷等危险情况。因此，糖尿病患者在运动时应随身携带糖果和疾病救助卡，以保证低血糖发生时及时、有效地自救或被救。

第二节　糖尿病人实施运动疗法的意义

运动治疗对于糖尿病的重要意义，是与饮食治疗同等重要的；运动治疗与饮食治疗一样，都是糖尿病不可或缺的基本治疗方法。运动能够增强人体体质、增强人体对葡萄糖的利用、改善胰腺β细胞功能、提高胰岛素敏感性，因而是糖尿病患者维持血糖稳定必不可少的治疗手段。糖尿病人实施运动疗法，是指医生根据不同患者的病情和身体状况，为糖尿病患者推荐适宜的运动方式和运动时间、运动强度等，目的在于降低患者的血糖水平。

（1）运动有利于血糖的控制。运动时所需能量需要消耗血液中葡萄糖来提供。运动可促进肌肉对葡萄糖的利用，使血液中的葡萄糖进入细胞内，转化成能量，从而起到降低血糖的作用。

（2）运动有利于提高机体细胞对胰岛素的敏感性。运动时葡萄糖进入机体细胞内需要的胰岛素量较少，大约是休息状态下的20%，另外运动可增强胰岛素和受体的结合力，使胰岛素敏感性提高，而使血糖下降。故对于肥胖或高胰岛素血症的患者而言，实施运动疗法尤为重要。

(3) 运动有利于改善脂类代谢。运动能增加高密度脂蛋白，减少低密度脂蛋白、甘油三酯、胆固醇等易引起冠心病的有害成分，从而防止动脉硬化，减少心、脑血管并发症。

(4) 运动有利于防治其他与糖尿病相关的疾病或并发症。因运动可使心、肺功能得到锻炼，并可调整神经及内分泌等功能，提高机体免疫力，强身健体，对糖尿病并发症发挥一定的预防和控制作用。

(5) 运动有利于减肥。运动可增加肌肉的合成量，增加能量消耗，使体重下降，并使肌肉组织的蛋白结构得以保持，使肌肉变得饱满结实，肌糖原的贮存能力增强，能够防止低血糖的发生。

(6) 运动有利于增加关节灵活性，调整患者的情绪，消除紧张，缓解疲劳，减轻精神压力，从而消除精神因素对糖尿病的不利影响。

(7) 运动有利于提高人体免疫力，增强抗病能力。

(8) 运动有利于降压。运动可增加血管弹性，防治糖尿病高血压。

(9) 运动有利于防止骨质疏松。运动可增加骨骼矿物质的合成量。

(10) 运动有利于预防动脉硬化，防止淤血或血栓的形成。运动可增加循环血量，增加红细胞变形能力，提高抗凝血因子的活性，促进纤溶过程，改善血液的高凝状态，从而起到预防动脉硬化、防止淤血或血栓形成的作用。

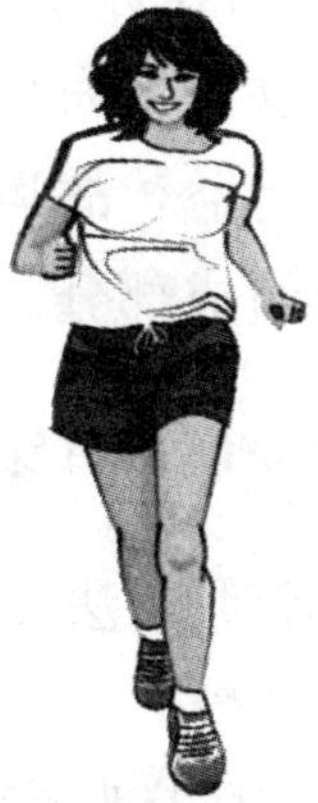

糖尿病患者应该保持适量的运动

第三节 糖尿病人运动疗法的主要内容

一、什么叫糖尿病人的运动疗法？

糖尿病人的运动疗法是指糖尿病患者在临床医生或营养医生或内分泌专科护士的指导下，每天进行一定强度、持续一定时间、且坚持一个月以上的运动治疗方法，是糖尿病患者日常生活和休养中不可缺少的基础治疗之一。一些轻型 2 型糖尿病患者，不用药物治疗，仅靠运动疗法配合饮食治疗即可使糖尿病病情控制良好。

运动疗法还是防治糖尿病及其并发症的有力措施。长期有规律的运动对糖尿病慢性并发症的防治以及寿命的延长都非常有益，故运动疗法是 2 型糖尿病综合治疗的一个重要组成部分。

二、糖尿病人实施运动疗法有哪些副作用？

糖尿病人实施运动疗法也要注意防止以下副作用：

（1）剧烈运动使糖尿病肾病加重，尿蛋白增加。

（2）运动时血压过高，运动后发生体位性低血压。

（3）不恰当的运动可能会使原有的缺血性心脏病加重，引起心功能不全或心律紊乱。

（4）不恰当的运动造成视网膜出血，加速增殖性视网膜病变进展。

（5）使足部溃疡加重，退行性关节病变加重。

（6）禁食或运动量太大，尿中出现酮体。

（7）与神经病变有关的其他损伤发生病变进展。

（8）用胰岛素或磺脲类降糖药者可能发生低血糖。

(9) 胰岛素严重缺乏的病人，过量活动时儿茶酚胺、皮质醇、胰高血糖素及生长激素的增高较正常人多，易诱发高血糖及酮症酸中毒。

三、糖尿病人如何避免运动疗法的副作用？

为避免运动疗法的副作用，糖尿病人首先要重视选择合适的运动方式，同时还要把握好合适的运动量，运动强度应限于有氧代谢的不太剧烈的运动。

四、什么叫有氧运动？

有氧运动指运动时体内代谢以有氧代谢为主的耐力性运动。具体地说：就是在运动时，人体吸入的氧气量基本上能满足体内氧气消耗。有氧运动可提高机体的摄氧量，增进心肺功能，是达到健康效应的最佳方式。达到有氧运动的条件有三：①全身性运动。指全身肌肉大都参与的、尤其是腿部有明显运动；②耗氧量相当多；③时间要够长。正常状况每次运动时间15～60 分钟，至少隔天运动一次。

五、为什么推荐糖尿病人进行有氧运动？

因为有氧运动可增强糖尿病人的心肺功能，更快地燃烧体内贮存的能量，从而大量消耗热量，并可提高锻炼后一段时间内机体的代谢率。一方面发挥降低血糖的作用，另一方面使机体不致因缺氧而受到损害，故推荐糖尿病患者选择性的进行有氧运动。

六、哪些有氧运动适合糖尿病人？

慢跑、体操、游泳、跳舞、太极拳、划船、登山、骑自行车等，这些均属有氧运动，都适合糖尿病人选择实施。而高尔夫球、射箭、门球等不属有氧运动，不推荐选择。对老年糖尿病患者来说，步行是一种安全、简便、最易持久进行的运动项目。竞技性运动如足球、篮球、网球、举重等，易造成精神紧张，血糖升高，发生骨关节及心血管并发症，糖尿病人应慎重选择。

七、如何制定糖尿病人的运动方案？

为糖尿病人制定运动方案，应该充分考虑运动强度、运动持续时间、运动方式、运动时段（如早、中、晚的餐前或餐后）、运动的频度等五方面的内容，制定个体化的有针对性的具体的运动方案。

八、哪些运动方式适合糖尿病人？

适合糖尿病人的运动方式有很多，按运动强度可分为：

（1）最轻强度的运动。散步、购物、站立、做家务（做饭、洗衣、拖地）等。

（2）轻强度运动。打太极拳、做体操、跳舞、沐浴、下楼梯、平道骑车、步行（速度约 70 米/分）等。

（3）中等强度运动。骑自行车、爬山、慢跑、上楼梯、滑雪、滑冰、排球、器械健身、乒乓球等。

（4）高强度运动。跳绳、自由泳、长跑 5000 m 以上、击剑、篮球、足球等。

按运动特征可分为：

（1）现代运动方式。指现代健身房里的一些锻炼，如骑车运动、跑步器运动、划船运动、健身操、广播体操、跳舞、游泳、滑雪、球类等。

（2）传统运动方式。太极拳、气功、跆拳道、跳绳、登高、郊游、跑步、步行等。

九、糖尿病人选择运动方式时的注意事项？

糖尿病人选择运动方式时要注意以下几点：

（1）要因地制宜地选择方便有效、轻松愉快、易于坚持的运动。

（2）要选择容易掌握，利于全身肌肉的活动，而又不受时间、地点及设备等限制的运动。最好是个人可进行的、感兴趣的项目。

（3）病情允许时可选择强度中等，运动时间长、较为和缓的耐力性有氧运动。

（4）不推荐选择剧烈的、竞技性或刺激性很强的运动，如短跑、冬泳等，因这类运动可以刺激体内升糖激素分泌增加，增强对抗胰岛素的作用，反而对血糖产生不利的影响，甚至使血糖升高，产生酮体。

十、糖尿病人如何选择适合自己的运动方式？

如果血糖控制良好，基本上可以做各种运动，运动方式尽量个体化，容易实施：

（1）正在工作的青壮年人。推荐选择步行、慢跑、登楼梯等。

（2）已经退休的老年人。推荐选择步行购物、家务劳动、打太极拳、做广播操、跳老年迪斯科等。有条件者，可去健身房，在专业医生或护士指导下，进行有氧运动器械的锻炼，效果会更好。

（3）平时身体状况较好者。推荐选择老年迪斯科、打乒乓球、打网球、游泳、慢跑、爬山等。

（4）有并发症但不严重者。推荐选择散步、打太极拳、做体操等。

（5）病情不稳定者。可以在屋内或房屋的周围散散步，活动量小一些为好。

十一、糖尿病人可首选散步这种运动方式

散步是最安全、简单、可行的运动方法，且行之有效，它适合于各种类型的糖尿病人，尤其饭后散步对老年糖尿病患者更为有益，可起到健脾胃、助消化、稳定情绪、消除疲劳的作用，故人们常说“饭后

百步走，活到九十九”。所以糖尿病患者可首选散步这种运动方式。

十二、不同糖尿病人可选择不同类型的散步方式

（1）自由步（又称逍遥行）：散步时完全随意，且走且停，时快时慢，有同行者则边走边谈。这种方式对各种糖尿病患者均适合。可使人感到轻松自如，精神愉快。

（2）缓步：指每分钟 60～70 步。适合于 60 岁以上患者，对血糖不稳定者也很有益处。

（3）快步走：指每分钟 120 步左右。适合于 60 岁以下、病情较轻、体型肥胖、全身情况良好的患者。有些患者，工作单位离家只有 1～2 公里路程，每日可快步走上下班。血糖不稳定者应在缓步的基础上逐渐过渡到快步，不要一开始就采用快步走的运动方式。

（4）疾步走：指每分钟 150 步以上，消耗较大，适合于身体健康、血糖波动不明显者。一般应在快步锻炼后再行疾步。

十三、快步走是糖尿病人运动疗法中最基本的运动方式

快走也叫快速步行运动，是指每分钟 120～125 步（5500～6000m/h）。它是适合糖尿病患者的一种

最基本的运动方式，因为快走运动有以下四个特点：

（1）简单易行。不需专门器械，不需专人指导，随时随地都可进行。

（2）是一种耐力性运动。可明显提高糖尿病患者的氧代谢能力，有利于机体的代谢和解毒，并能促进游离脂肪酸的氧化，提高脂肪组织的脂蛋白酶的活性，加速乳糜微粒和极低密度脂蛋白的分解，从而起到降血脂、减体重的作用，肥胖型糖尿病患者对内生或外源胰岛素均不敏感，体重减轻后，机体对胰岛素敏感性增强，所用药量可以明显减少，且糖尿病能够得到更好控制。

（3）运动强度和运动量都比较适中。

（4）持续时间灵活。持续时间视病人的体质和病情而定，但最短不少于 15 分钟，最长不超过 60 分钟，一般以 20～30 分钟为宜。

十四、哪些糖尿病人适合进行运动疗法？

（1）2 型糖尿病患者，尤其是肥胖者。

（2）空腹血糖为 16.7mmol/L（300mg/dl）以下的非肥胖者。

（3）病情稳定的 1 型糖尿病患者。

（4）有某些并发症如冠状动脉硬化、高血压等，应根据具体病情，采用散步等小运动量方式。

（5）妊娠糖尿病患者可适量进行活动。

（6）特殊类型糖尿病须在临床医生、营养医师或糖尿病专科护士的指导下运动。

十五、哪些糖尿病人不适合进行运动疗法？

（1）正患有各种急性并发症：如急性感染、低血糖、糖尿病酮症酸中毒、高渗性综合征等。

（2）患有严重的慢性并发症：如眼底出血急性期、糖尿病肾病中晚期、严重肝损害、高血压控制不良、冠心病伴心功能不全、糖尿病性脑病、严重神经病变及足部溃疡等。

（3）重型糖尿病人清晨未注射胰岛素者：因此时人体内胰岛素很少，活动时易出现酮症。

（4）注射胰岛素后未进食者：因此时运动易出现低血糖。

（5）注射胰岛素者，在胰岛素作用最强时段：即短效胰岛素在注射后 4 小时左右，中效胰岛素在注射后 7～9 小时，长效胰岛素在注射后 12 小时左右。此时如需要运动，则应适当加餐，以防止低血糖的发生。

（6）无安全保障的情况下，如并发白内障、视网膜病变、心肺功能不全及有严重的周围神经病变者等。

（7）极度疲劳的情况下。

（8）血糖很不稳定或空腹血糖在 16.7mmol/L

(300mg/dl)以上者，应暂缓运动。

(9)胰岛细胞功能衰竭、血糖极度波动难于控制的糖尿病患者。

(10)1型糖尿病病情不稳定者。

(11)糖尿病人正在腹泻、呕吐或禁食期间。

十六、糖尿病人实施运动疗法前的准备工作

糖尿病人在实施运动疗法前的应作好以下准备工作：

(1)全面体检：包括血糖、糖化血红蛋白、尿常规、血压、心电图、眼底、肾功能、心功能、足背动脉搏动、关节功能和神经系统等有关检查，以排除运动禁忌，定出与病情相适应的运动方案。

(2)运动疗法咨询：去糖尿病门诊或营养门诊与专科医生或护士共同讨论目前的病情是否适合运动，哪种运动比较合适，运动量多大最合适，运动中应注意什么问题等。

(3)选择舒适的鞋和袜：鞋的密闭性、透气性都要好，大小要合脚，鞋底要柔软。袜子适当厚些，不要穿尼龙袜、化纤袜，要选用舒适的棉袜。

(4)选择安全的运动场地：应选择地面平整、空气新鲜、阳光充足的地方，避免在车流拥挤的道路上运动。

(5)最好有人结伴一块运动。

(6) 准备好糖尿病患者急救卡。

(7) 如早餐前运动，最好运动之前查一下末梢血糖，如空腹血糖在 6.1mmol/L（110mg/dl）以上，可进行锻炼，如低于 6.1mmol/L，则应进食少量食物后再去运动。

(8) 具备识别和处理低血糖的常识，对糖尿病酮症也要有一定的了解。

(9) 如在餐前或餐后进行运动，可减少就餐时所用的普通胰岛素量。

十七、糖尿病人实施运动疗法时应随身携带急救卡？

糖尿病急救卡是糖尿病患者随身携带的当发生意外伤害便于及时准确处理的小卡片，可分 A、B 两面：

A 面：糖尿病患者急救卡 姓名________ 家庭电话________________ 家庭住址________________ 就诊医院________________ 科室____________________ 就诊医院急救电话________ 病历号码________________ 现用药物名称　剂量　使用时间 家属姓名________________ 联系电话________________ 家属姓名________________ 联系电话________________	**B 面：　　我有糖尿病** 如果发现我有颤抖、面色苍白、出冷汗、神志不清或行为举止异常，我可能发生低血糖反应了。 如果我可以吞咽或进食，请给我一小杯糖水或果汁、或其他含糖的饮料，或几块糖果或小饼干之类食品。如果我在 10～15 分钟之内仍未恢复知觉，请即刻将我送往医院并通知我的家人。 如果我已经不能吞咽或进食，切勿喂我食物，并请立即将我送往医院。 **非常感谢您的热情帮助！**

十八、糖尿病人如何确定自己的运动量?

对于糖尿病患者来说，运动量既不能太大也不能太小，恰当的运动量可起到治疗作用，一定要体现个体化，必须要适合每个人的身体情况，运动量的大小常以最大耗氧量的 50%～70%为宜，它包含运动强度和运动持续时间，即运动量=运动强度×运动持续时间。要结合患者的年龄、病情等进行综合判断，一般中等强度的运动适合所有没有运动禁忌证的患者。在运动时，可从轻微的运动量开始，逐渐增加运动量并适当延长运动时间，以达到有效运动量。一般可用确定最大安全运动心率的方法粗略估计运动量，即最大安全运动心率=220－年龄，要求运动时的心率达到最大安全运动心率的 60%～70%，为安全起见，开始运动时应达到最大安全运动心率的 50%。如果情况良好，可逐渐增加运动量，以病人身体能适应，运动后不感到疲劳，无不良反应，达到锻炼的目的为准。

如一位老年糖尿病人，70 岁，他的最大安全运动心率为每分钟 150 次。医生要求他运动时的心率为最大安全运动心率的 50%，则开始阶段运动时的心率应维持在每分钟 75 次。

十九、糖尿病人如何确定自己的运动强度？

（1）首先要根据运动中和运动后的感觉：一般以运动中无心悸、呼吸困难，运动后微汗或略感疲劳为宜，若感觉明显疲乏，则说明运动过度，应适当减小运动强度。

（2）其次要遵循个体化和由轻到中、循序渐进的原则。

（3）要学会计算运动强度：以运动中的脉搏数来估算运动强度，即运动中的脉搏数＝170－年龄。以此作为中等强度运动的最大脉搏数。

（4）要根据病情调整运动强度：任何糖尿病空腹血糖在8.3mmol/L（150mg/dl）以下者，运动强度可适当大些，可选择疾步、慢跑、上楼梯、坡道骑自行车、滑冰、打排球、打乒乓球、登山等运动方式，每天30分钟为宜；空腹血糖在8.3～13.9mmoL/L（150～250mg/dl）者，运动强度应适当小些，可选择慢步、下楼梯、做广播操、平道骑自行车等运动方式，每天30分钟为宜。

二十、糖尿病人推荐的最佳运动强度为最大运动强度的60%～70%

有研究表明，当运动强度为最大运动强度的60%～70%时，葡萄糖进入肌肉内需要的胰岛素量显著减少，并开始消耗肌糖原，这种强度的运动可发挥持续的降血糖作用。

二十一、糖尿病人实施运动疗法时的注意事项？

（1）要养成定时定量的习惯。每天运动时间最好相对固定，以饭后1小时为佳；每次运动时间切忌忽长忽短，运动强度也应相对固定，切忌忽大忽小。

（2）要量力而行，据自己病情定出方案后可先试行1周，如无不适感，即可按该计划施行。

（3）要随身携带糖尿病患者急救卡，卡片应置于易被发现的地方，如上衣口袋里或挂在脖子上。此卡可在糖尿病教育机构领取或自己制作。

（4）要放松心情进行运动，运动时不带任何心理包袱，选择一种感兴趣的运动，一进入运动就把其他烦恼心事都置之度外，以使情绪充分放松。

（5）要随身携带好食品和水。随身携带一些食品，如饼干、糖果、巧克力等，以防低血糖。酌情带充足的水，及时补充体液的丢失。

（6）尽量避免在恶劣的气候条件下运动，如酷暑炎热的阳光下或者严冬凛冽的寒风中。

（7）运动时一定要注意安全。冬季要注意保暖，防止受凉。夏季要防止中暑。

（8）运动的量要掌握循序渐进的原则，并持之以恒。

(9) 运动前要热身，运动后要放松。运动中如出现不适如腰痛、胸痛、胸闷、头昏、呼吸困难等，应立即停止运动，原地休息，或马上就近求医。

(10) 糖尿病合并冠心病、高血压等并发症的患者要随身携带急救药盒，以防万一。

(11) 要注意保护双脚，以免受伤引起糖尿病足，另外着装宽松。

(12) 1 型糖尿病患者若血糖小于 5.5 mmol/L (99mg/dl)，运动前应吃些食物。若血糖在 5.5～8.3mmol/L (99～150mg/dl)，运动后应根据情况吃些食物。如果血糖大于 14mmol/L (252mg/dl)，则要慎重考虑能否运动。运动前应先查尿酮体，若尿酮体阳性，则最好暂时不运动，进行治疗。

(13) 要随身携带零钱，若感觉不适，可随时电话联系或乘车去医院。

二十二、糖尿病人实施运动疗法时要随身携带食物

糖尿病患者对血糖的调节功能较差，运动时人体会消耗血液中的葡萄糖，若运动量过大或空腹运动易出现低血糖反应，此时患者会感到心慌、出冷汗，甚至头昏眼花等，如不及时补充食物，就会导致低血糖昏迷或由于低血糖而引起反跳性高血糖，故运动时要随身携带食物，如出现低血糖反应时及时补充。

二十三、糖尿病人如何掌握自己的运动的时间和频率？

（1）糖尿病人选择运动时间可考虑以下几点：①早晨。宜选择阳光初照时空气最清新的时候；②餐前。肥胖者可在餐前进行运动；③餐后1小时。最好是三餐后均锻炼，尤其是晚餐后。

（2）掌握好运动持续时间。每次运动持续时间不少于20～30分钟，一般30～60分钟，包括运动前热身运动和运动后恢复活动。

（3）掌握好运动频率。要真正达到运动目的，最好能坚持每天运动，如有困难，至少每周3～5次。肥胖者，至少每周5次，且每次运动时间不应少于30分钟。非肥胖者，每周也应运动3次以上。

二十四、糖尿病人应在餐后60～90分钟实施运动

空腹时运动，血糖很容易发生较大的波动；而餐后立即运动又会影响食物的消化与吸收，且运动前进食了大量糖类食物可刺激胰岛素的分泌，有可能在运动30分钟内发生低血糖；而餐后60～90分钟内是食物吸收后血糖相对较高时，不易出现低血糖，所以糖尿病人应在餐后60～90分钟实施运动。

二十五、糖尿病人选择户外锻炼场所的注意事项

（1）要选择空气新鲜、开阔平坦的地方：如公园、校园、湖边、河边、运动场等。

（2）不要选择污染严重、环境嘈杂的地方：如工厂生产区、靠近烟囱、煤炉等有害气体含量较高、粉尘烟雾较多处；也不宜选择马路边、十字路口或交通要道，既不安全也不利于健康。

（3）要避开高压线、变电所、广播电视发射塔等电磁波干扰严重的地方，以防电磁波对神经、内分泌及心血管系统的影响。

二十六、糖尿病人怎样进行室内运动？

糖尿病患者在进行规律的室外运动疗法时，有时会因为天气因素而不适合开展户外运动，只能转移到室内进行，这时可选择练习原地跑、做广播操或打太极拳等运动方式。如空间小，可手扶墙壁做抬腿跑，俯卧地上或床上做两臂撑，还可随音乐节奏一起运动。总之，可充分发挥自己的想象力，在室内开展有趣的运动。

二十七、糖尿病人进行较剧烈运动时的注意事项

病情稳定的糖尿病患者在专业医生或糖尿病教育护士指导下，可以参加较剧烈的运动，如打篮球、踢

足球、游泳、骑自行车、爬山等，但应注意以下几点：①运动前，要全面体检，了解整个身体状况和病情严重程度；②要在专业人员指导下，调整好饮食和药物；③运动前要作好热身准备；④运动时要循序渐进，运动量从小到大；⑤运动结束后要作好恢复运动，切勿突然停止运动。

二十八、卧床糖尿病人可否运动？

卧床糖尿病患者也需要运动，除运动本身对糖尿病人的好处外，更重要的是可使患者的生活更充实，增强患者对美好生活的期盼和渴望，并增强其战胜疾病的信心和勇气。卧床糖尿病患者的运动形式有主动运动和被动运动两种，前者指患者主动活动肢体，促进全身血液循环及代谢，后者指由他人辅助完成，是对主动运动不足的必要补充。

二十九、糖尿病人外出旅游时的注意事项

（1）随身带够常用的药，按时服药或注射胰岛素。

（2）按时进餐，坚持饮食定量。

（3）随身携带一些食物和糖尿病急救卡。

（4）要保证充足的睡眠，避免过度疲劳。

（5）一定要多喝水。

（6）要注意保暖，防止感冒或感染。

（7）旅游回来后还应及时到医院作必要的复查。

三十、糖尿病人进行长途旅游时的注意事项

糖尿病人要进行长途旅游时要注意以下几点：①旅游前应全面检查身体，没有急性并发症，血糖控制在理想范围内；②请医生详细记录病情，让随行亲友了解自己所用药物的名称和用法以及可能遇到的问题和处理方法；③询问清楚途中的用餐时间，选择适合糖尿病的食物；④若两地时差较大，应事先请教医生，切实计算好用药时间；⑤注射胰岛素者，带足注射器及酒精棉球，同时预备两份药物，放到两个不同的包内，以防遗失；⑥要注意保暖，防止感冒或感染。备用一双合适的鞋子，穿宽松舒适的衣服。

三十一、病情稳定的患者临时性活动量增多时的注意事项

病情稳定的患者临时性活动量增多时要根据活动量增加程度及时适量加餐，或事先减少降血糖药物的用量，防止发生低血糖。

三十二、工作忙时糖尿病人怎样实施运动疗法？

只要有恒心，运动的机会和方法都可以找到。如上下班时少乘电梯，多走楼梯，六七层楼以内最好走上去。外出办事不赶时间时，可走一二站的路程。午

餐后利用10分钟的时间作广播体操或散步等。下班乘车时可提前一站下车走回去。

三十三、糖尿病肾病、糖尿病视网膜病变、糖尿病植物神经病变的患者实施运动疗法时的注意事项

糖尿病肾病、糖尿病视网膜病变、糖尿病植物神经病变均属于微血管病变，剧烈运动容易加重微血管病变，故这类患者的运动量应限制在一般糖尿病患者最大安全运动心率的60%，如一糖尿病合并视网膜病变的患者，70岁，其最大安全运动心率应为每分钟150次，但考虑他的微血管合并症，所以建议他的运动量应以最大心率每分钟90次为度。血压不超过200/105 mmHg。晚期微血管病变患者，应从事轻度的体力活动，同时要量力而行，逐渐增加活动量，不要过于劳累。

三十四、糖尿病合并大血管病变患者实施运动疗法时的注意事项

糖尿病合并冠心病、高血压等都属于大血管病变，这类患者剧烈运动后可使心电图发生异常、血液中心肌酶谱增高，血液粘度增高，容易诱发心绞痛、心肌梗死及脑血栓形成。因此这类患者不宜进行剧烈运动，应选择轻型运动方式。

第九章 糖尿病人的护理和保健预防

第一节 糖尿病人的护理

一、糖尿病人的自我护理

糖尿病是一种慢性病，需要长期甚至是终身进行治疗，而且大部分时间都需要患者在家中完成必要的治疗。在没有医护人员监督的情况下，糖尿病人患者的自我护理就显得尤为重要了。糖尿病患者在进行自我护理时，应注意以下几个方面的问题：

1. 学会判断病情和症状　糖尿病患者在家中进行治疗时，若无法辨清自己的症状和病情，则很难进行有效的自我护理。尤其是治疗过程中所出现的高血糖和低血糖症状的辨别。虽然糖尿病以高血糖为主要特征，但低血糖现象在治疗中也极易发生，因而准确判断高血糖或低血糖表现，能够使患者在出现不适表现时及时服用恰当的药物，有助于病情的稳定。

（1）高血糖症状。发生高血糖时，常表现为尿量增大、尿频，口渴感、饥饿感强，但体重却逐渐下降，有时会伴随不同程度的视力下降、疲乏、下肢刺痛、下肢麻木、皮肤瘙痒、易感染等症状表现。

（2）低血糖症状。低血糖时，患者常感头晕、心慌、疲乏、双手或下肢颤抖、汗出不止、饥饿感等，严重时可出现精神不集中、意识模糊、不自觉行为、抽搐，甚或昏迷。

2．掌握影响血糖水平的因素　人体的血糖水平并非固定不变，而是在动态中达到平衡的。糖尿病患者由于体内胰岛素分泌量和敏感性的降低，血糖波动时，很难通过正常的胰岛素作用而使血糖达到动态平衡。因此，避免血糖波动很重要。可影响血糖水平的因素主要有饮食、运动、情绪激动等原因。同时，应激性疾病或女性月经、妊娠等也可造成血糖变化。

（1）饮食是影响血糖水平的主要因素。饮食不节，过多摄取高脂、高热量、高胆固醇、高糖分食物会造成患者的血糖水平急剧升高，由于患者体内胰岛素的缺乏，会造成血糖持续偏高而难以维持动态平衡。

（2）运动也是影响血糖水平的诱因。缺乏运动加上饮食不合理，会造成人体血糖升高；糖尿病患者在运动时，如若运动量过大则更会造成低血糖发生，很容易危及患者的生命。

（3）情绪激动也会诱发血糖变化。紧张、忧郁、悲伤、愤怒等各种不良情绪因素，会造成人体内具有抵抗胰岛素作用的应激性激素分泌量增多，造成人体血糖水平升高。

3. 糖尿病人要把握好饮食、运动和药物治疗的相关性　饮食治疗、运动治疗、药物治疗都是糖尿病不可缺少的治疗手段，它们之间也会相互作用、相互影响。如果进食量减少了，那么运动治疗的强度和药物服用量都要相应减少，从而可有效预防低血糖并发症；如果进食量增加了，那么运动强度或服药量也应相应调整，以避免高血糖发生。

4. 正确使用药物治疗　无论是口服药物治疗，还是胰岛素治疗，不适当的应用都会影响患者的血糖稳定。对于药物的使用剂量要严格控制，同时还要平衡与饮食治疗和运动治疗之间的关系，根据病情及时调整用药剂量。此外，患者应严格遵照医生嘱咐进行用药，药物的服用时间和胰岛素的注射部位对药物治疗的效果都是有影响的。

二、糖尿病病人应重视冬季护理

糖尿病的临床症状除了排尿多、进食多、饮水多、体重减少等典型症状外，患者还极易出现眼底病变、肾病变、肝功能损害、皮肤病变、神经病变、下肢损伤、心血管病变等并发症症状。在冬季，糖尿病患者不仅极易由于气候因素而造成病情加重，更容易发生或加重心血管病变、神经病变、下肢损伤等并发症。因此，为稳定病情，糖尿病人要充分重视自身的冬季护理。具体来说，要注意以下几点：

1. 避免不良情绪对血糖的影响　不良情绪可造成人体内应激性激素大量分泌，从而会加重高血糖症状。尤其在易发生糖尿病并发症的冬季，更要保持积极、乐观的心态，以确保病情稳定。

2. 保持睡眠充足　冬季白昼时间短，夜间时间较长，对于大自然的变化，人体的睡眠也要顺应自然规律，做到早睡晚起，保证充足的睡眠时间，有助于机体抵抗力的增强。

3. 合理安排膳食　糖尿病患者在冬季，尤其应加强对膳食的安排，且更要注意对饮食热量的把握。虽然人体为抵御寒冷需要储存足够的热量，但冬季中人体的运动量会大大减少，此时如若过多增加饮食热量则很容易诱发肥胖和血糖升高。因此在冬季，患者更要合理安排饮食，且应注意平衡与运动治疗之间的关系。

4. 坚持科学运动　冬季室外天气寒冷，加之糖尿病患者在冬季易出现下肢损伤，所以冬季时的运动治疗要格外谨慎。此时患者可以选择室内健身运动，以避免室外的寒冷气候，而在天气晴朗的时候，则可以酌情安排室外运动。

5. 千万要作好下肢的护理

（1）糖尿病患者在冬季时一定要注重对下肢的保暖，选择温暖而舒适的鞋子，多穿衣服，以保持下肢温暖；同时，每晚用热水泡脚或全身用温水洗浴也有助于下肢的保护。

（2）患者应保持双脚清洁，每日可以用加有盐水的温开水洗脚，以达到杀菌效果；更要注意每日换洗袜子，保持脚部清洁干燥卫生。

（3）糖尿病患者在冬季时要注意增强下肢的血液循环，可以通过按摩、热敷、下肢活动等方式达到保持脚、腿部血液循环畅通的效果。

（4）糖尿病患者在冬季一旦发生脚部皲裂、足癣、红肿等症，就应立即就诊，进行有效治疗。

三、糖尿病足的护理

1. 糖尿病足是糖尿病合并周围神经病变和血管病变的一种严重后果，是影响糖尿病人生活质量的主要因素。为了防止出现糖尿病足，应注意以下几点：

（1）有效控制血糖。

（2）降低血压、血脂。

（3）坚持长期口服小剂量肠溶阿司匹林。

（4）严禁吸烟。

（5）注意足部卫生。如经常温水泡脚，保持足部的干燥保暖，鞋子合脚透气，勤修趾甲，尽量避免足部各种机械与化学刺激、摩擦，及时治疗足部创伤。

2. 糖尿病足的治疗护理

已经发生了糖尿病足，就要想办法促进糖尿病足尽早愈合，介绍几种方法如下：

（1）积极控制血糖，使用胰岛素治疗，使血糖尽量接近正常。

（2）及时进行局部外科清创。

（3）及时进行抗感染治疗。根据创口脓液的细菌培养和药敏试验结果选择合适的抗生素。

（4）注意改善微循环。可采用口服肠溶阿司匹林，静脉滴注丹参、蝮蛇抗栓酶等方法。

（5）高压氧治疗也是一种好办法。

（6）改善神经病变。如“苏格兰管型鞋”、药物治疗等。

（7）积极中西医结合治疗。

通过上述结合治疗，保护好糖尿病足，可使部分病人免于截肢。

四、妊娠糖尿病人的护理

1. 妊娠糖尿病人包括糖尿病病人怀孕和怀孕后发生糖尿病两种情况。总的保健原则如下：

（1）孕前准备　糖尿病病人怀孕应有计划，在病情未得到满意控制前应采取避孕措施。如打算怀孕，在怀孕前应做好下列准备工作：①开始口服叶酸；②停用口服降糖药，改用胰岛素控制血糖；③血压控制在 130/80mmHg 以下；④停用他汀类药物，停用血管紧张素转换酶抑制剂、β受体阻滞药与利尿药；

⑤严格控制血糖，加强血糖检测；⑥戒烟；⑦了解糖尿病病人怀孕应该注意的有关知识；⑧全面体格检查，如血压＞150/100mmHg、眼底检查有增生性视网膜病变、心电图提示有冠状动脉硬化、肾功能减退者不适宜怀孕。

（2）孕期监测　①应在有经验的医师监护下度过孕期及分娩期；②增加监测次数，在检查血糖的同时，监测酮体变化，及时发现酮症，调整胰岛素用量；③开展糖化血红蛋白的监测；④每3个月进行一次眼底检查；⑤加强胎儿发育情况监护。

（3）治疗　孕妇的血糖水平与胎儿的生长发育关系十分密切，必须严格控制血糖。目前主要采用饮食调整、运动治疗和胰岛素应用等方法来控制血糖。为避免引起胎儿严重低血糖，不宜用口服降糖药进行治疗。

2. 妊娠糖尿病人的建议血糖控制目标：

妊娠糖尿病人的空腹血糖应控制在3.9～5.6mmol/L（70～100mg/dl）（毛细血管全血）；餐后血糖在4.9～7.8mmol/L（90～140mg/dl）（毛细血管全血）之间。

3. 妊娠糖尿病人应安排好孕期饮食：

饮食控制是治疗妊娠糖尿病的主要方法。理想的饮食控制目标是既能保证和提供怀孕期间的热量和营养需要，又能避免餐后高血糖和（或）饥饿酮症酸中毒的现象出现。饮食的控制应根据血糖、尿糖、酮体等检测结果进行调整。

对正常体重的怀孕妇女，饮食控制应注意以下几点：

（1）每日摄入不必控制过严。怀孕早期，所需热量与孕前相同，中晚期每日增加 300 千卡（1 255 千焦），每日的摄入量 30～35 千卡（126～146 千焦）/千克体重。

（2）营养比例合理。每日总热量中糖类占40%～50%，蛋白质 20 %，脂肪占 30%～40%。

（3）少量多餐。每日分 5～6 餐，早餐与睡前餐热量宜少。

4. 妊娠糖尿病人孕期也要注意坚持体育锻炼

近年来推荐运动锻炼来治疗妊娠期糖尿病，总的来说以轻缓的、对孕妇躯干部刺激不大的运动较为适宜。有一种上臂摆动运动比较适合妊娠糖尿病孕妇。孕妇可舒适地坐在椅子上，进行双臂摆动并结合脚踏锻炼，这种运动对孕妇躯干部的刺激不大，下肢也不必负荷体重。宫缩监护仪也可随时进行安全监护，一般每周锻炼 3 次，每次 20 分钟，经过一段时间锻炼后，可以改善孕妇的糖代谢并增加其机体内胰岛素的敏感性。

5. 妊娠糖尿病人的胰岛素治疗

妊娠糖尿病人若采用饮食控制后，空腹血糖仍＞5.8mmol/L，就应该加用胰岛素进行治疗。胰岛素的使用也应因人而异；产后胰岛素用量应减少；怀孕病人首选的胰岛素应该是高度纯化、人工合成的人胰岛素；胰岛素的治疗原则与普通糖尿病病人相同。

第二节　糖尿病人的保健预防

一、糖尿病要重视三级预防

糖尿病与冠心病、高血压并称为我国居民中发病率最高的三大疾患。糖尿病对社会和家庭以及个人的危害之大，值得全世界加以警惕和预防。关于糖尿病的早期预防，积极、有效的预防措施固然重要，但关于糖尿病基本知识的普及教育则更为重要，这将直接关系着预防和治疗的有效性。目前国内外已经认识到糖尿病人群防治的重要意义，糖尿病的防治已经由个体转为了群体防治，并且建立了糖尿病三级预防的防治体系，这对于糖尿病的防治有重大意义。糖尿病的三级预防即一级预防、二级预防、三级预防，每个阶段的目的和针对对象以及工作重点均有不同。

1. 一级预防　一级预防主要是针对大多数群众而言的，目的在于积极预防糖尿病的发生。一级预防需要人们树立正确的饮食观念、培养健康的生活方式，通过这些选择性的干预手段，以达到减少糖尿病危险因素以及减少糖耐量低减的危害程度。积极的预防，需要从日常生活习惯的培养开始，对于普通人群不健康的饮食习惯和生活方式都应加以纠正和改善，这样才能真正达到预防糖尿病的目的。

2. 二级预防　二级预防主要是针对糖耐量减低者而言的，目的在于尽早发现病情并有效地进行治疗。糖耐量减低者作为糖尿病的高危人群，一定要定期坚持血糖监测，并积极改善生活方式和饮食习惯；出现高血糖表现后，更要积极开始有效治疗。对于糖尿病的二级预防，定期进行血糖检测是必不可少的内容；尤其对于中老年人，定期的血糖检测是最重要的预防措施之一。糖尿病高危人群如果发现有视力减退、多尿、白内障、皮肤异常感或性功能减退等糖尿病早期症状，应该立即到医院进行检查，如被确诊则更要立即接受相关治疗。此外，还要定期进行血脂、血压和心电图的检查，这些指标也属于控制血糖的参考依据。

3. 三级预防　三级预防是针对已经确诊为糖尿病的患者而言的，目的在于延缓病情、积极防治糖尿病并发症、降低糖尿病致残率和病死率。糖尿病的发生和发展过程中，高血糖和高血脂等内环境可诱发多种并发症的发生，严重的可造成残疾，甚或威胁生命，因此，一旦发现有糖尿病，就要立即加强对各种并发症的预防。定期体检、合理安排饮食，纠正不良饮食习惯和生活方式、积极配合医生进行治疗等方式，都是预防糖尿病并发症的有效措施。

二、糖尿病人的饮食保健

每个人生命的维持都需要饮食为我们提供必需的物质基础。合理的饮食能让我们更加健康而充满活力，不健康饮食却会令人们健康大受损害，甚至造成疾病发生。随着生活水平的提高，人们餐桌上的食物亦越来越丰盛；同时，人们的饮食结构也发生了极大变化，远离了清淡少盐的朴素生活，而逐渐形成了高脂肪、高热量、高胆固醇的饮食结构。导致糖尿病、冠心病、高血压、高脂血症等各种“富贵病”纷至沓来。

其实，饮食营养固然重要，但保证饮食营养并不意味着食物一定要肥甘厚腻，清淡的饮食方式同样可获取充足而均衡的营养物质，且相对于油腻饮食方式来讲，清淡饮食所富含的营养物质更多。从预防糖尿病的角度讲，健康饮食应做到多吃蔬菜、多吃水果、多吃粗粮、多吃豆制品、多喝水、少吃盐和糖。

1. 多吃蔬菜　蔬菜中富含叶绿素、铁、锌、钙、膳食纤维、多种维生素等营养物质。常吃蔬菜可有效预防高血糖、高血压、高血脂、冠心病等疾患，同时还能够增强人体肝脏功能、免疫功能等，尤其对于肥胖者，更可起到减肥之效。

2. 多吃水果　水果中富含维生素 C、果胶、膳食纤维、微量元素等营养成分。这些营养成分能够有效起到抗衰老、抗病毒、增强免疫力等作用。经常吃水果还可预防便秘和肥胖症，对于糖尿病的预防亦有一定帮助。

3. 多吃粗粮　粗粮富含膳食纤维，经常食用可改善便秘、肥胖等症，且有助于改善餐后血糖，同时促进脂类物质的排泄，达到预防高血糖，防治高脂血症的功效。

4. 多吃豆制品　豆制品富含丰富的优质植物蛋白和不饱和脂肪酸等，同时还含有其他多种营养成分，对于高血糖、高血压、高血脂的预防皆有益处。

5. 少吃糖和盐　高糖饮食会造成人体血糖水平升高，如若人体的胰岛素分泌功能已经下降，则极易造成糖尿病发生，因而减少糖类食物的食用对于糖尿病的预防很有帮助。同时，高盐饮食又是诱发高血压的重要因素之一，因而减少饮食中对盐分的摄取，可防治水肿，减轻心脏负荷，对于预防糖尿病并发高血压极有好处。

三、糖尿病人的运动保健

无论是预防糖尿病，还是治疗糖尿病，运动都是必不可少的一项重要措施。对于已经确诊为糖尿病者，运动作为一种治疗方法，与饮食治疗、药物治疗是三个相互补充、相辅相成的治疗措施，对糖尿病病情的稳定有重要意义。而对于非糖尿病患者或糖耐量低减者，通过运动可有效预防糖尿病的发生和进展。

在各种各样的运动方式中，有氧运动可谓对糖尿病的防治最为有利。有氧运动的运动方式有很多，人们可以根据自身的喜好、身体素质情况、疾病情况，以及场地、器械等情况选择适宜自己的有氧运动方式，如步行、慢跑、游泳、太极拳、健美操、器械健身、高尔夫、爬山、爬楼梯、跳绳、乒乓球、骑单车、门球等都是非常适宜大众进行的有氧运动方式。而如果每次运动能够坚持30分钟以上，那么有氧运动所能起到的健身效果会更加理想。

在有氧运动过程中，人体全身的各个器官、肌肉都处于有氧呼吸的状态，从而有助于人体健康的保持。不仅如此，有氧运动还能够提高人体代谢功能的持久性，因而对糖尿病的预防和血糖的调节更有益处。

1. 调节血糖　有氧运动时，人体所需能量的供给都是依赖着血液中葡萄糖等营养物质的分解。也就是说，在有氧运动的过程中，人体内的血糖可得到充分的利用，从而有效起到调节血糖、降低高血糖的作用。另外，有氧运动还能有效降低人的体重、消耗人体多余脂肪，这对于提高人体内生胰岛素的敏感性有一定帮助，从而可充分发挥胰岛素的降糖作用。

2. 调节情绪　有氧运动是一种低强度而轻松、

愉快的运动方式，在有氧运动的过程中，人体不仅能感到精神焕发，还能避免和改善悲观、抑郁、烦躁等不良情绪。因而有氧运动所具有的调节情绪的作用对糖尿病的预防很有帮助。

四、糖尿病人的心理保健

俗话说得对，“病由心生”，心理因素对人体健康会产生很大影响。中医常讲，人有七情，即喜、怒、忧、思、悲、恐、惊。一方面，七情过度会造成人体气机失常、气血功能紊乱，从而诱发疾病产生；另一方面，七情又与人的脏腑有极为密切的联系。正所谓：“喜伤心，怒伤肝，忧、思伤脾，悲伤肺，惊恐伤肾。”不同的情绪变化对人体脏腑功能所造成的影响各不相同，但却都是人体发生疾病的重要原因。

现代医学和心理学研究也发现，许多疾病的发生、发展都与各种不良心理因素有密切关系。高度的精神紧张、心理压力以及各种情绪波动都会造成人体内应激性激素大量分泌，并导致神经系统、骨骼肌肉系统、内分泌系统、生殖系统等多个系统出现相应的生理或病理变化。心理因素不仅可造成疾病发生，它的持续还会影响疾病治疗，患病后能否保持一个良好的心理状态与病情的转归有极大关系。

糖尿病的发生，也与心理因素有很大关系，不良情绪会对人体产生应激性影响。以致应激性激素分泌量迅速增多。而这些应激性激素都具有升高血糖的作用，而且应激性激素的增多还会抑制人体内胰岛素的分泌，因此，每个人在情绪出现较大波动的时候，都会出现血糖升高的表现。此时，如果再合并肥胖、胰腺β细胞分泌胰岛素功能减退等糖尿病高危因素，则更加容易造成人体血糖水平持续偏高，从而诱发糖尿病的发生。

由此可见，调节心理、保持心理平衡，对于任何人的身体健康都有积极的意义，同时更是预防糖尿病的重要措施。日常生活中，要学会避免不良情绪的发生，要时常保持心态平衡，不要动辄发怒，保持开阔的胸襟，更要学会在遇到烦恼时的合理倾诉，这对于心理平衡的保持都是非常有意义的。

五、糖尿病人要保证充足的睡眠

睡眠所具有的生理功能很多，良好的睡眠对于糖尿病的预防和治疗皆有益处。睡眠是每个人每天都要进行的事情，机体与睡眠之间是生理需求的关系。机体依赖于睡眠获得充沛的精力、缓解机体疲劳、调整代谢系统、恢复气血运行；反之，如果没有睡眠，人体的生命活动则难以维持。

1. 消除疲劳　当人处于睡眠状态时，大脑对外界刺激的感知能力极弱，可以避免细胞由于受到刺激而兴奋，能够恢复神经系统功能，保护细胞不受破坏，使疲劳的细胞逐渐恢复。

2. 提供能量　睡眠时人的体力劳动或脑力劳动都已经停止，此时机体有充足的时间为自身储备能量，因而在睡眠结束时，人会感到精力充沛、活力十足。

3. 改善脏腑功能　人在睡眠状态中，肌肉松弛，机体的各项运动都已减缓，此时就可以有充足的血液流入脏腑，以濡养各个脏器，从而使机体的各项生理功能得到恢复和增强。

4. 增强免疫力　免疫力是机体抵御外界致病因素的一种能力，机体免疫力的发挥是通过产生抗体来拮抗各种抗原物质来保护自身健康。而睡眠可以促进机体内抗体的形成，从而可有效增强机体免疫力，不仅有助于糖尿病的预防，更能有效避免糖尿病皮肤感染等并发症的发生。

5. 稳定血糖　一方面，睡眠能够增强肝脏功能，通过对肝脏功能的保护，对血糖的稳定很有帮助；另一方面，睡眠可以避免应激性情况的发生，从而可避免由于应激性状况发生以至机体大量分泌升糖激素，防止血糖水平的升高。因此，睡眠对于血糖水平的稳定和改善也有重要的意义。

附件一　不同身高体重范围速查表

一、身高 145～164cm 体重范围营养评价表

表 1　身高 145～164cm 体重范围营养评价表

身高（cm）	实际体重（kg）							
145	≥48	46.0～47.9	44.0～45.9	42.0～43.9	40～41.9	38～39.9	36.1～37.9	≤36.0
146	≥49.2	47.2～49.1	45.1～47.1	43.1～45	41～43	39～40.9	37～38.9	≤36.9
147	≥50.4	48.3～50.3	46.2～48.2	44.1～46. 1	42～44	40～41.9	37.9～39.9	≤37.8
148	≥51.6	49.5～51.5	47.3～49.4	45.2～47.2	43～45.1	40.9～42.9	38.8～40.8	≤38.7
149	≥52.8	50.6～52.7	48.6～50.5	46.2～48.5	44～46.1	41.8～43.9	39.7～4I.7	≤39.6
150	≥54.0	51.8～53.9	49.5～51.7	47.3～49.4	45～47.2	42.8～44.9	40.6～42.7	≤40.5
151	≥55.2	52.9～55.1	50.6～52.8	48.3～50.5	46～48.2	43.7～45.9	41.5～43.6	≤41.4
152	≥56.4	54.1～56.3	5I.7～54	49.4～51.6	47～49.3	44.7～46.9	42.4～44.6	≤42.3
153	≥57.6	55.2～57.5	52.8～55.1	50.4～52.7	48～50.3	45.6～47.9	43.3，45.5	≤43.2
154	≥58.3	56.4～58.7	53.9～56.3	51.5～53.8	49～51.4	46.6～8.9	44.2～6.5	≤44.1
体重范围	≥20%	15%～19%	10%～14%	5%～9%	0～4%	−5%～−1%	−9%～−6%	≤−10%
营养评价	肥胖	超重	超重	正常	正常	正常	正常	偏瘦

续表

身高（cm）	实际体重（kg）							
155	≥60.0	57.5～59.9	55～57.4	52.5～54.9	50～52.4	47.5～9.9	45.1～7.4	≤45.0
156	≥61.2	58.7～61.1	56.1～58.6	53.6～56	51～53.5	48.5～50.9	46～48.4	≤45.9
157	≥62.4	59.8～62.3	57.2～59.7	54.6～57.1	52～54.5	49.4～51.9	46.9～49.3	≤46.8
158	≥63.6	60.1～63.5	58.3～60	55.7～58.2	53～55.6	50.4～52.9	47.8～50.3	≤47.7
159	≥64.8	62.1～64.7	59.4～62	56.7～59.3	54～56.6	51.3～53.9	48.7～51.2	≤48.6
160	≥66.0	63.3～65.9	60.5～63.2	57.8～60.4	55～57.7	52.3～54.9	49.6～52.2	≤49.5
161	≥67.2	64.4～67.1	61.6～64.3	58.8～61.5	56～58.7	53.2～55.9	50.5～53.1	≤50.4
162	≥68.4	65.6～68.3	62.7～65.5	59.9～62.6	57～59.8	54.2～56.9	51.4～54.1	≤51.3
163	≥69.6	66.7～69.5	63.8～66.6	60.9～63.7	58～60.8	55.1～57.9	52.3～55	≤52.2
164	≥70.8	67.8～70.7	64.9～67.3	61.9～64.8	59～61.8	56.1～58.9	53.2～56	≤53.1
体重范围	≥20%	15%～19%	10%～14%	5%～9%	0～4%	−5%～−1%	−9%～−6%	≤−10%
营养评价	肥胖	超重	超重	正常	正常	正常	正常	偏瘦

查表举例说明：如身高158cm，体重60kg者

1. 从左侧第一列查到身高158。
2. 沿158一行向右查到60kg所属范围。即58.3～60.0。
3. 在58.3～60.0一列向下查到体重范围10%～14%。
4. 在营养评价中查到“超重”，根据此结果计算自己的每日热能需要量。

二、身高 165～184cm 体重范围营养评价表

表 2　身高 165～184cm 体重范围营养评价表

身高（cm）	实际体重（kg）							
165	≥72.0	69.0～71.9	66～68.9	63～65.9	60～62.9	57～59.9	54.1～56.9	≤54
166	≥73.2	70.2～73.1	67.1～70.1	64.1～67	61～64	58～60.9	55～57.9	≤54.9
167	≥74.4	71.3～74.3	68.2～71.2	65.1～68.1	62～65	58.9～61.9	55.9～58.8	≤55.8
168	≥75.6	72.5～75.5	69.3～72.4	66.2～69.2	63～66.1	60～62.9	56.8～59.9	≤56.7
169	≥76.8	73.6～76.7	70.4～73.5	67.2～70.3	64～67.1	60.8～63.9	57.7～60.7	≤57.6
170	≥78.0	74.8～77.4	71.5～74.7	68.3～71.4	65～68.2	62～64.9	58.6～61.9	≤58.5
171	≥79.2	75.9～79.1	72.6～75.8	69.3～72.5	66～69.2	62.7，65.9	59.5～62.6	≤59.4
172	≥80.4	77.2～80.3	73.7～77.1	70.4～73.6	67～70.3	63.7～66.9	60.4～63.6	≤60.3
173	≥81.6	78.2～81.5	74.8～78.1	71.4～74.7	68～71.3	64.6～67.9	61.3，64.5	≤61.2
174	≥82.8	79.4～82.7	75.9～79.3	72.5～75.8	69～72.4	65.6～68.9	62.2～65.5	≤62.1
175	≥84.0	80.5～83.9	77～80.4	73.5～76.9	70～73.4	66.5～69.9	63.1～66.4	≤63.0
176	≥85.2	81.7～85.1	78.1，81.6	74.6～78	71～74.5	67.5～70.9	64～67.4	≤63.9
体重范围	≥20%	15%～19%	10%～14%	5%～9%	0～4%	−5%～−1%	−9%～−6%	≤−10%
营养评价	肥胖	超重	超重	正常	正常	正常	正常	偏瘦

续表

身高（cm）	实际体重（kg）							
177	≥86.4	82.8～86.3	79.2～82.7	75.6～79.1	72～75.5	68.4～71.9	64.9～68.3	≤64.8
178	≥87.6	84～87.5	80.3～83.9	76.7～80.2	73～76.6	69.4～72.9	65.8～69.3	≤65.7
179	≥88.8	85.1～88.7	81.4～85	77.7～81.3	74～77.6	70.3～73.9	66.7～70.2	≤66.6
180	≥90.0	86.3～89.9	82.5～86.2	78.8.82.4	75～78.7	71.3～74.9	67.6～71.2	≤67.5
181	≥91.2	87.4～91.1	83.6～87.3	79.8～83.5	76～79.7	72.2～75.9	68.5～72.1	≤68.4
182	≥92.4	88.6～92.3	84.7～88.5	80.9～84.6	77～80.8	73.2～76.9	69.4～73.1	≤69.3
183	≥93.6	89.7～93.5	85.8～89.6	81.9～85.7	78～81.8	74.1～77.9	70.3～74	≤70.2
184	≥94.8	90.9～94.7	86.9～90.8	83～86.8	79～82.9	75.1～78.9	71.2～75	≤71.1
体重范围	≥20%	15%～19%	10%～14%	5%～9%	0～4%	−5%～−1%	−9%～−6%	≤−10%
营养评价	肥胖	超重	超重	正常	正常	正常	正常	偏瘦

查表举例说明：如身高170cm，体重80kg者

1. 从左侧第一列查到身高170。
2. 沿170一行向右查到80kg所属范围，即≥78。
3. 在≥78一列向下查到体重范围≥20%。
4. 在营养评价中查到“肥胖”，根据此结果计算自己的每日热能需要量。

附件二　推荐几种常用食物计量表

一、几种常用食物在常用容器中的刻度

表1　几种常用食物在常用容器中的刻度

食物名称	食物重量	容器名称	容器规格	食物在容器中的刻度
面粉	25g	酸奶杯	高 7.5cm 上口直径 7cm	距离杯上口 5 cm
面粉	50g	酸奶杯	高 7.5cm 上口直径 7cm	距离杯上口 3.5 cm
面粉	75g	酸奶杯	高 7.5cm 上口直径 7cm	距离杯上口 1.5 cm
面粉	100g	一次性杯	高 8.5cm， 上口直径 7.5cm	距离杯上口 1.5 cm
面粉	125g	一次性杯	高 8.5cm， 上口直径 7.5cm	与杯口平
大米	25g	酸奶杯	高 7.5cm 上口直径 7cm	距离杯上口 6.5cm
大米	50g	酸奶杯	高 7.5cm 上口直径 7cm	距离杯上口 5.0cm
大米	75g	酸奶杯	高 7.5cm 上口直径 7cm	距离杯上口 4.0cm

续表

食物名称	食物重量	容器名称	容器规格	食物在容器中的刻度
大米	100g	酸奶杯	高 7.5cm 上口直径 7cm	距离杯上口 3.0cm
大米	125g	酸奶杯	高 7.5cm 上口直径 7cm	距离杯上口 2.0cm
油	10g	调羹	宽 4.5 cm， 长 5.5cm	平匀
油	8g	调羹	宽 4.2 cm， 长 5.0cm	平匀
盐	4g	小铝勺	宽 3.0 cm， 长 4.5cm	平匀

二、熟大米饭在一次性饭盒中的刻度

表 2　熟大米饭在 1 次性饭盒中的刻度

食物名称	生重	熟重	容器名称	规格	食物在容器中的刻度
大米	25g	25g+13g	1 次性饭盒	长 15cm，宽 10cm， 高 4cm	盖盒底
大米	50g	50g+25g	1 次性饭盒	长 15cm，宽 10cm， 高 4cm	距离内棱 2 cm
大米	75g	75g+38g	1 次性饭盒	长 15cm，宽 10cm， 高 4cm	距离内棱 1 cm
大米	100g	100g+50g	1 次性饭盒	长 15cm，宽 10cm， 高 4cm	距离内棱 0.5cm
大米	125g	125g+63g	1 次性饭盒	长 15cm，宽 10cm， 高 4cm	与内棱平

三、8种常用主食的计量

表3　8种常用主食的计量

名称	面粉	100g馒头	面条	馄饨皮	水饺皮	苏打饼干	烧饼	花卷
重量	25g	1/4个				4块		
	50g	1/2个	60g	70g	70g	8块	75g	75g
	75g	3/4个	90g	105g	105g	12块	113g	113g
	100g	1个	120g	140g	140g	16块	150g	150g

注：由于制作过程中加水量的不同，所以同等量的面粉制作的不同主食的量也不同。

（引用于：吕阳梅，糖尿病新型饮食疗法，2003年6月第1版，陕西科学技术出版社）